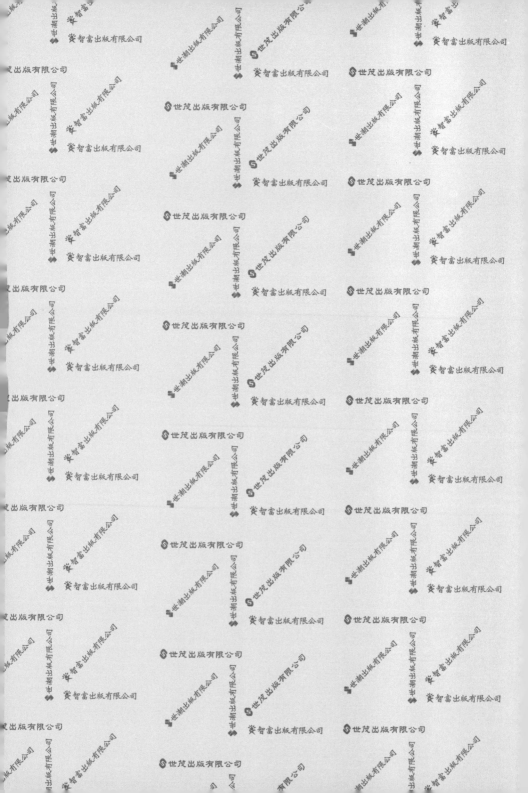

高血壓 Q&A

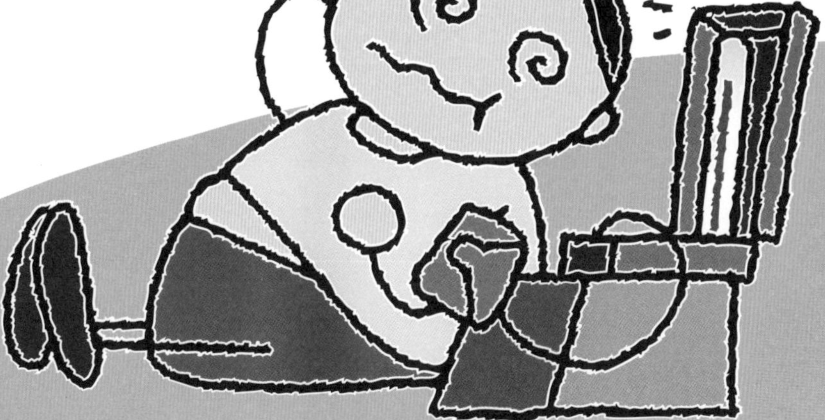

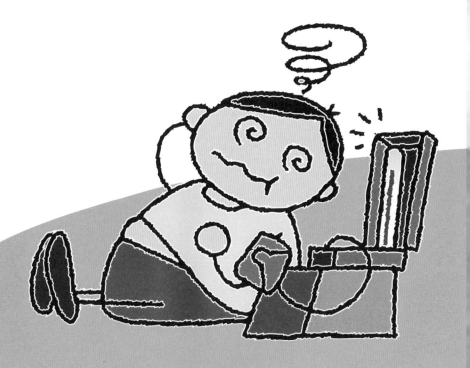

前言

根據統計，台灣高血壓的發生率在四十歲以上人口高達百分之二十至二十五。加上位居第二、第三大死因的腦血管疾病與心臟病，都與高血壓息息相關，視之為國民病一點也不為過。

高血壓可怕之處在於症狀很容易被忽略。舉例來說，假設血壓只要一超過一六〇mmHg，就會感到一陣頭痛，人們會心生警惕而及早求醫。然而，高血壓患者平時幾乎不會感到疼痛等症狀，等到某天突然發生嚴重的心肌梗塞、腦中風等後遺症，要治療往往為時已晚。所以，高血壓是根據血壓值，而非依症狀進行治療的疾病。

筆者雖然在大學附設醫院中提供病患諮詢與治療，但其中大多數患者都得枯等三小時，最後僅獲得三分鐘的實際診療；而本來應該與患者詳談日常生活應該注意的事項，往往因為考慮到還有許多病患等著看病而作罷。這次藉著本書的出版，希望讀者在讀了這本書後能對高血壓有基本的認識，重新檢視日常生活習慣有無不妥，還有不清楚的地方仍須向醫生尋求協助。

近年來，高血壓的醫療成果已有長足的進步，但仍需要高血壓患者的充分配合，才能達到療效。希望本書能對各位的身體健康有所幫助。

目錄

第2章 高血壓的檢查與診斷

第3章 預防高血壓飲食

第4章 維持血壓的運動療法

Topics

隱性高血壓

難以透過檢查發現的隱形殺手

你知道「白袍高血壓」這個名詞嗎?這是指一個人平常血壓都很正常,但只要一到醫院測量血壓,就會出現血壓飆高的現象。其實這不是真正的高血壓,只是因為看見穿白袍的醫護人員就會緊張而導致血壓上升,所以才稱為「白袍高血壓」。

然而,最近被日本及世界各國的高血壓學會廣泛討論的話題,卻是與白袍高血壓正好相反的現象——在外面測量時血壓值為正常值,但在家裡血壓就會上升。在醫學上,稱此現象為「隱性高血壓」、「逆白袍高血壓」或「假面高血壓」。

例如,有些患者服用降血壓藥後,以為已經將血壓控制住,卻在一年後發現有腎功能惡化或心室肥大的症狀。這類患者在經過二十四小時血壓測定儀進行二十四小時自由行動下的血壓監測(參見三三頁圖)後,才發現一天下來血壓經常處在偏高的狀態;但卻因為在外面測量血壓時數值都很正常,所以很難經由檢查早期發現。

隱性高血壓的可怕之處,在於患者本身與醫師都以為血壓控制得很好,而持續使用相同的藥物。

隱性高血壓的發生,有些是因為壓力、

抽菸等因素，在工作場所時血壓會升高，等到了醫院，則因為心情平靜下來，使得血壓也跟著下降。有些患者則是一到早晨或夜晚時，血壓才會升高；或者是持續服用降血壓藥的患者，因為就診時正好是藥效發揮的時間，以至於當場檢查不出血壓有任何的異常現象。

針對一到早晨血壓就會上升的症狀，醫學上稱為「早晨高血壓」。這又分為起床時血壓會急速竄升的「激增型」，與從晚上到天亮這段時間血壓一直偏高的「持續型」。也就是說，在夜間或早晨的高血壓症狀與隱性高血壓加成作用下，不知不覺中已經造成腦及心血管的損傷了。

尤其是早晨這段期間，更是狹心症、急性心肌梗塞、腦中風等腦心血管疾病發病率最高的時間。在這段時間裡，血壓值升高是非常危險的現象。根據二〇〇二年國際高血壓學會第一次針對隱性高血壓所發表的報告指出，隱性高血壓患者腦心血管疾病的發病率為正常人的二・六七倍。相形之下，白袍高血壓患者腦心血管疾病的發病率就不是那麼高了。

隱性高血壓容易產生嚴重的後遺症，有時甚至會引起致死的併發症。為了要早期發現、預防，在家中的血壓自我測量就非常重要了。為了掌握在工作場合的血壓，必須進行二十四小時自由行動下的血壓測量；如要判斷是否為早晨高血壓，只要使用一般家庭用的血壓計即可。一般在起床後三十分鐘內測量，若有服用降血壓藥，則必須在服藥前測量。重點是，一定要在藥效最弱的時間帶進行測量。

一般血壓值的基準，在家中測得的血壓

值為一三五／八五mmHg以上、二十四小時自由行動下的血壓值為一三五／八〇mmHg以上時，即診斷為高血壓。

為預防和及早發現隱性高血壓，首先必須選用效果可持續二十四小時的降血壓藥。此外，若血壓看起來明明控制得很好，卻發生無症狀性腦血管栓塞、左心室肥大、蛋白尿等病症時，就有可能是隱性高血壓，必須盡快就醫。

由於高血壓沒有什麼明顯的症狀，所以目前很多人即使在健康檢查時量得血壓值過高，也不會尋求適當的治療。據說像這樣沒有接受治療的患者，在三十至四十歲之間約占八〇～九〇％，五十多歲的患者中也占了六五％。認為血壓已經控制住的患者當中，也有可能患有隱性高血壓而不自知。

總而言之，千萬不可小看高血壓。尤其

近年來四十歲以上高血壓的罹患人數有暴增的趨勢，因此必須確實控制好血壓。

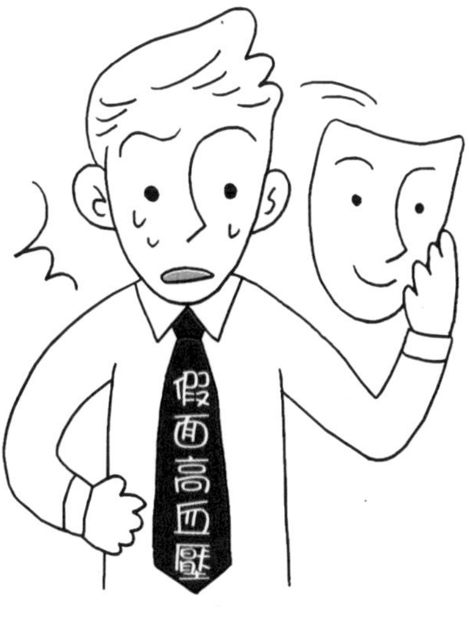

遠離高血壓——生活習慣總體檢

請勾選符合自己生活習慣的項目。由勾選的項目數量即可得知，你的生活習慣是否容易導致罹患高血壓。

早晨

即使從早上起床到出門只有很短的時間，然而居家作息對於健康卻是影響深遠。你勾選了幾項呢？

❶
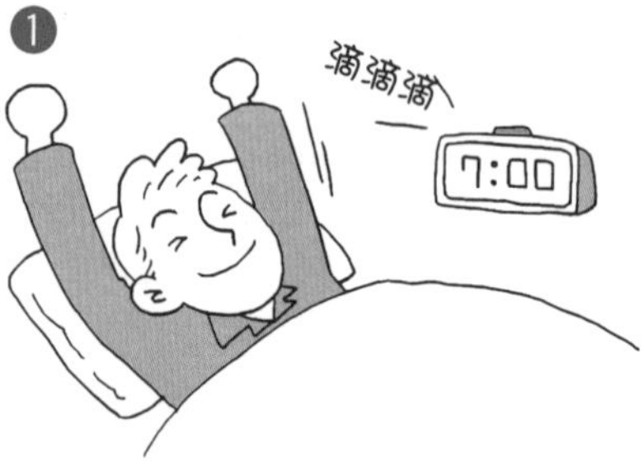

□ 出門前一個小時起床。
check!

❷
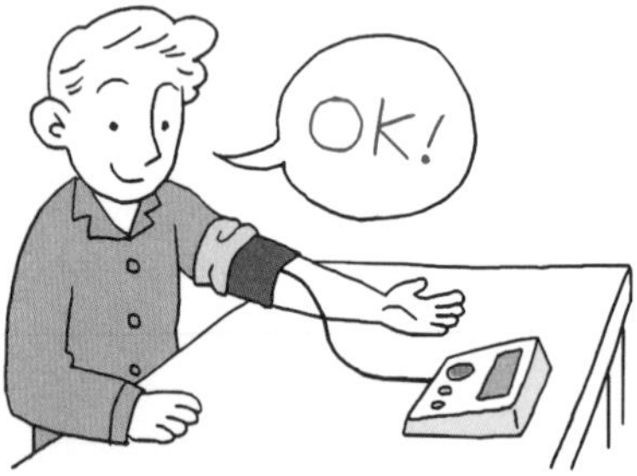

□ 早餐前先量血壓。
check!

❸
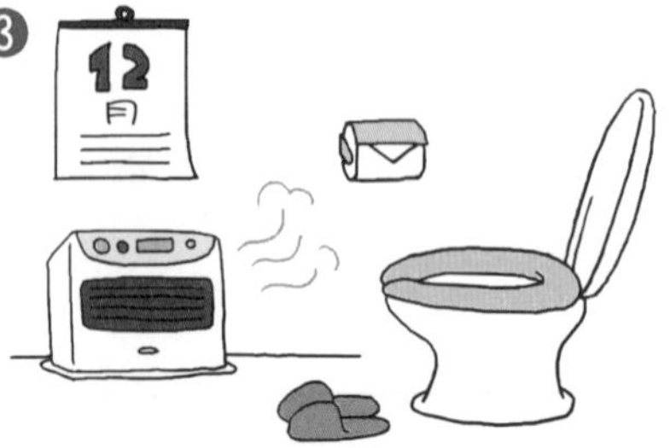

□ 冬天時先用電暖爐讓廁所、洗手台變暖和。
check!

❹
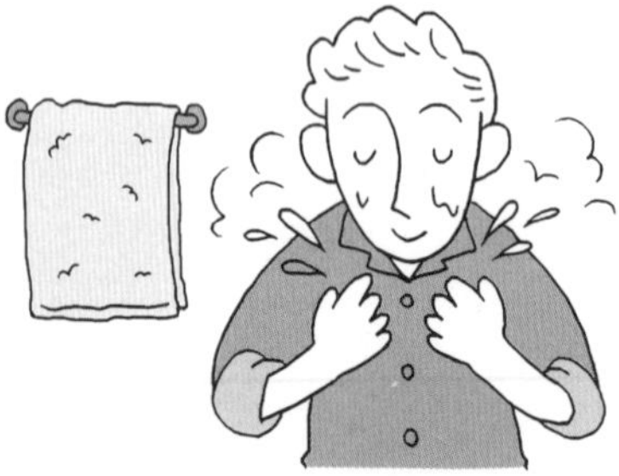

□ 洗臉時不用冷水，改用溫水洗。
check!

❺
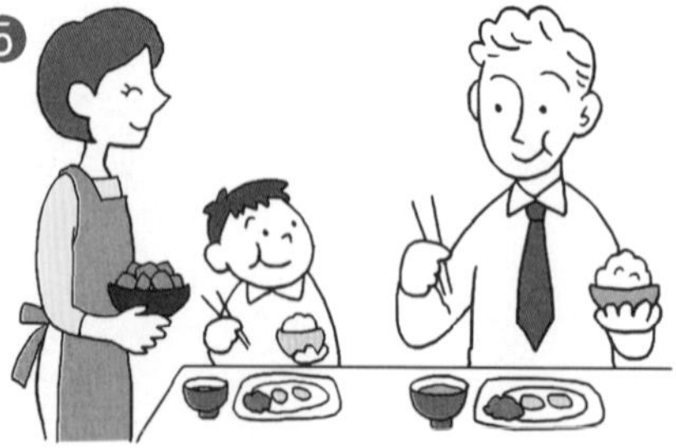

□ 輕鬆悠閒地吃早餐。
check!

❻
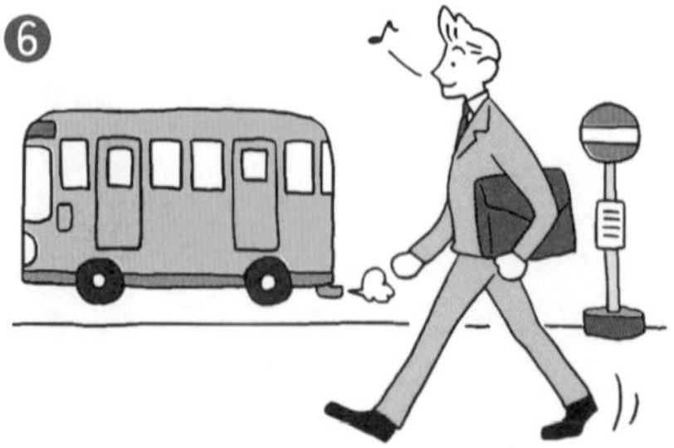

□ 外出時盡量走路。
check!

❼

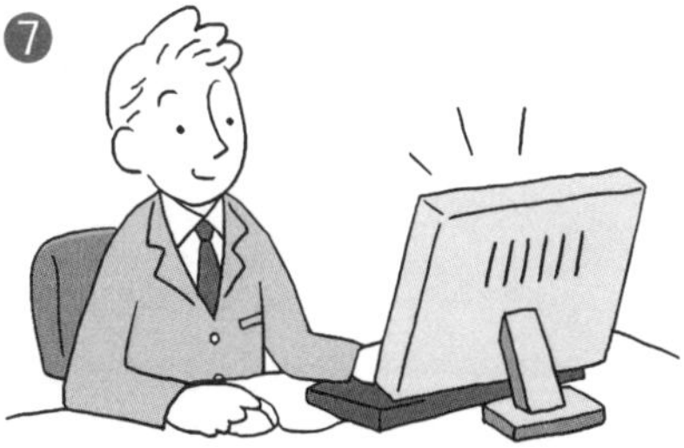

☐ 工作時行程安排不要過於緊湊。
check!

白天

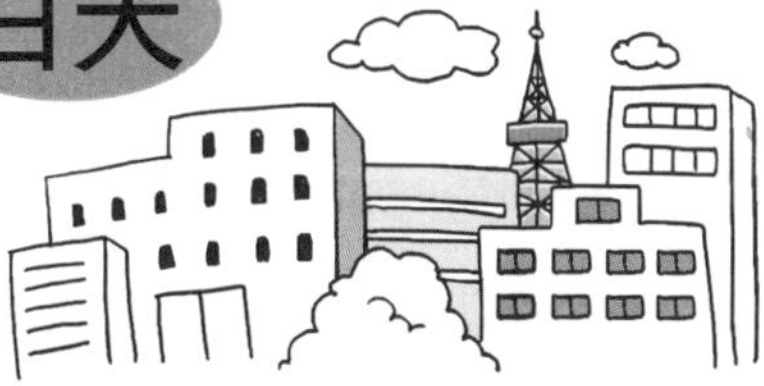

在工作場所中，刺激血壓上升的原因很多。盡可能使情緒保持平穩，並注重飲食健康。

❽

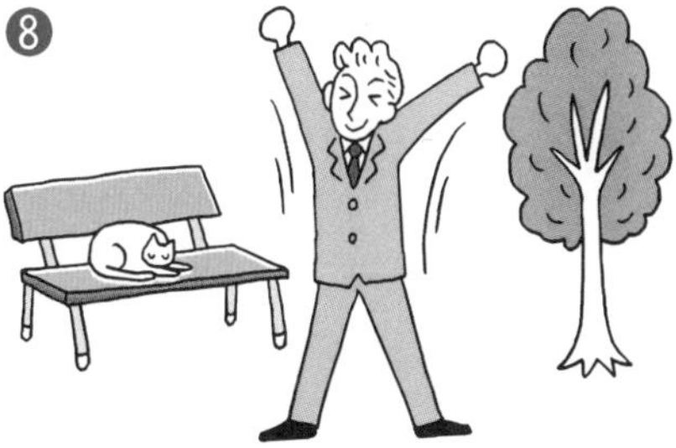

☐ 工作中會適時休息。
check!

❾

☐ 徹底戒菸。
check!

❿

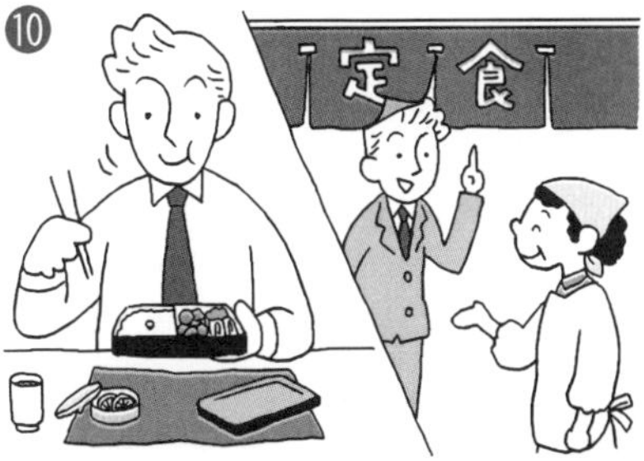

☐ 無論帶便當或外食，能夠重視營養均衡。
check!

⓫

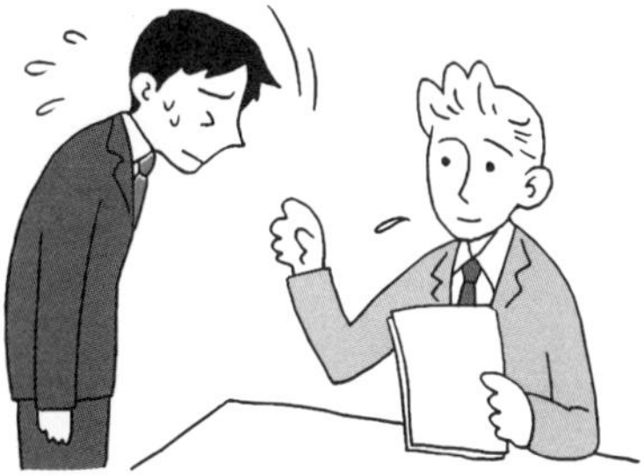

☐ 不因為屬下疏失或上司指責而沮喪。
check!

⓬

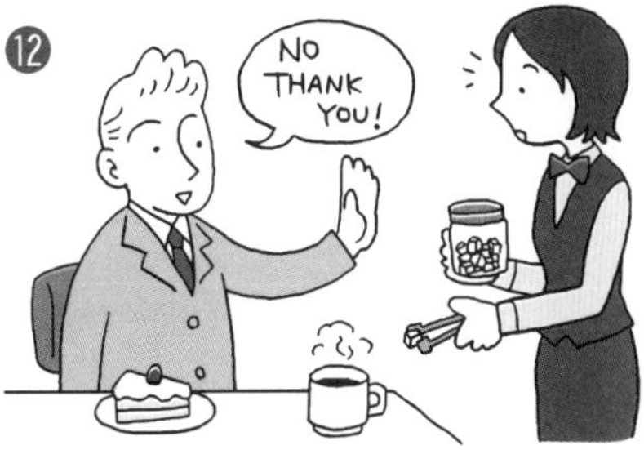

☐ 不攝取過量的糖分。
check!

⓭

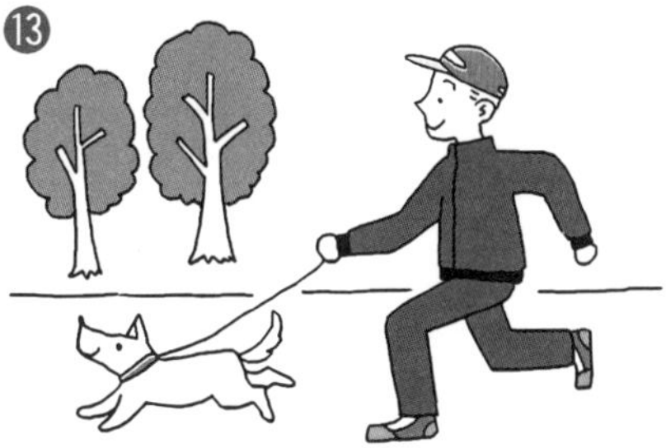

☐ 養成運動的習慣。
check!

⑭ □ 晚餐不要吃太飽。
check!

⑮ □ 晚間小酌需適量。
check!

⑯ □ 食用味道清淡、易消化的食物。
check!

⑰ □ 食物的營養需均衡攝取。
check!

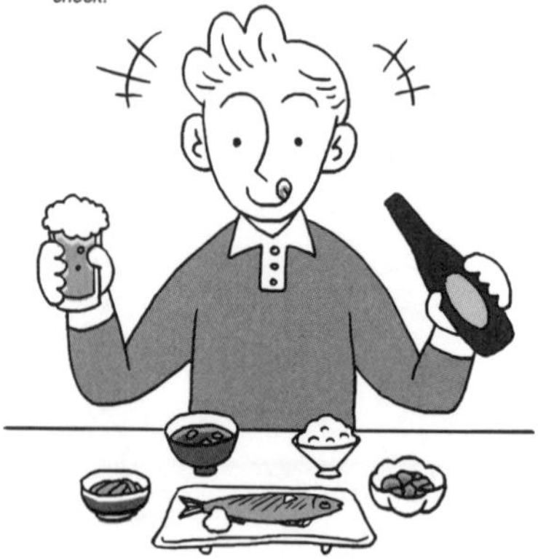

夜晚

回到家到就寢這段時間，有幾項控制高血壓的重點。

⑱

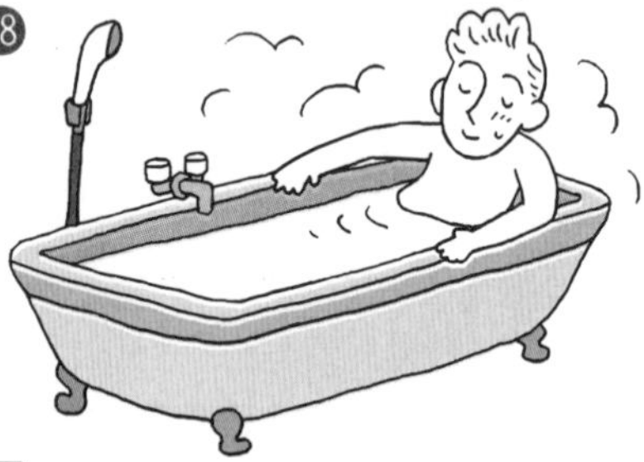

□ 泡溫水澡。
check!

⑲

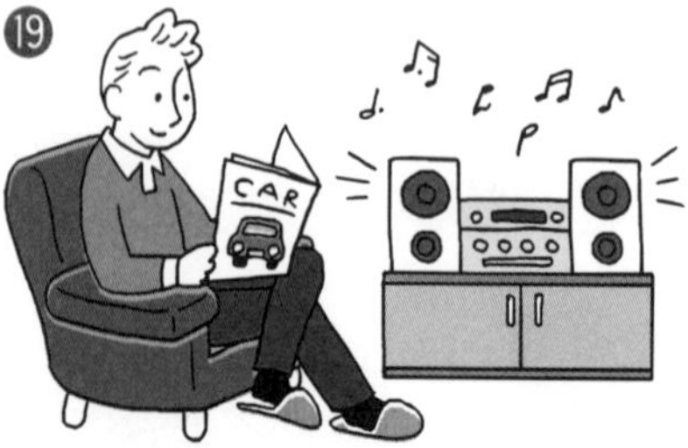

□ 安排看書、聽音樂等活動放鬆身心。
check!

⑳

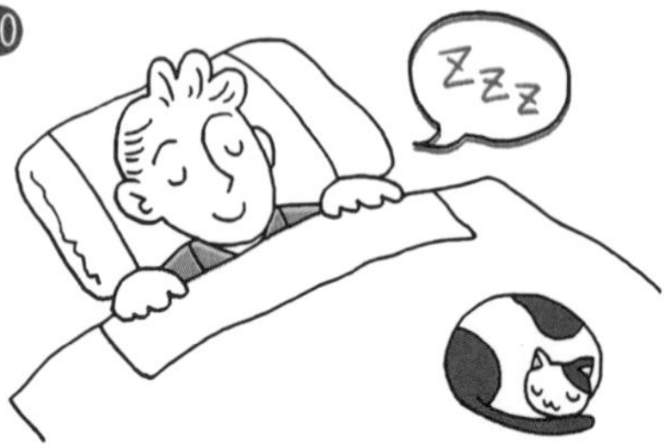

□ 睡前量血壓，並且早點上床休息。
check!

診斷分析 你勾選了幾項呢？勾選的項目越多，代表你越不容易罹患高血壓。

A	15～20 個	無須擔心	保持目前的生活習慣，就不必擔心高血壓上身。如果已經被診斷出有高血壓，也建議要保持這樣的生活習慣。
B	10～14 個	大致上不用擔心	生活習慣還算是健康，但仍有改善的空間，請努力做到尚未被勾選的項目。
C	5～9 個	須修正生活習慣	雖然具有健康生活的概念，但在身體力行的部分還需要再加強。
D	0～4 個	問題嚴重	偏差的生活習慣已嚴重影響健康，而對於已被診斷為高血壓的人，須盡速改善生活習慣。

第1章

高血壓對健康的危害

心臟、血液與血壓

何謂「血壓」？

我們經常聽到一些上了年紀的長輩談論到「最近血壓好像有點高……」的話題，或是年輕人之間也常有「因為低血壓，早上常常會起不來……」這樣的對話。「血壓」常常出現在我們的生活話題當中，但究竟「血壓」是什麼東西呢？

要了解何謂「血壓」，首先必須了解血壓是如何產生的。

我們的生命活動，是以心臟的跳動來維持血液循環。心臟的功能就像泵浦一樣，會自行收縮以產生壓力，把血液輸送到全身的血管。如此一來，即可將氧氣與養分運送到構成人體的基本單位——六十兆個細胞——當中。

所謂的「血壓」，指的正是當心臟將血液輸送到動脈時，所施加在動脈血管管壁的壓力。當我們把手輕輕按壓在左邊胸部的時候，就會感覺到「咚—咚—咚—」具節奏感的規律脈動，而這個心臟的動作，就是製造出血壓的源頭。

小知識

隱藏在心臟裡的驚人力量

心臟的跳動次數若以正常活動時一分鐘約七十次計算，一天就有十萬次；人若活到八十歲，一生當中持續不斷地跳動大約可達二十九億次。

此外，心臟收縮一次所送出的血液量，成人約為七〇～一〇〇毫升；即一分鐘可送出五～七公升的血液，一天就有七千～一萬公升。

血液的輸送方式

從心臟輸出血液的血管叫做動脈，把血液帶回心臟的血管叫做靜脈。自心臟流出的血液會從主動脈輸送到頭部、上半身、下半身等各分支動脈，再經由小動脈、細動脈、微血管等分送到全身各部。

輸送出來的血液在微血管裡將氧氣、養分和二氧化碳、老舊物質等進行交換，再經由靜脈、大靜脈送回心臟。

回到心臟的血液會被送到肺部，等二氧化碳與氧氣交換後，再回到心臟。

這些動作會重複不斷地在我們的體內進行。

心臟、血管與血液的流動

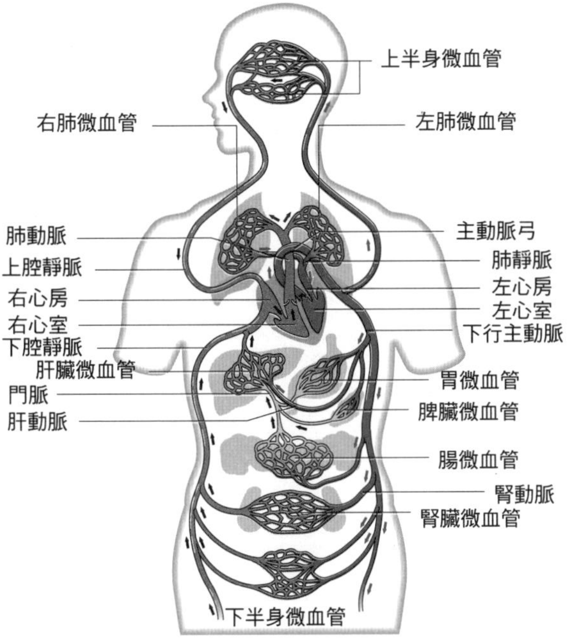

小知識

血液的功能

血液的功能大致上可以分為七項：

1. 將氧氣輸送到身體末端，帶回二氧化碳。
2. 搬送養分到身體細胞，並帶回老舊物質。
3. 調節體內所需之水分、鈉（鹽分）、鈣、磷等。
4. 輸送促進細胞及內臟活動的荷爾蒙與維生素等。
5. 預防細菌、病毒入侵。
6. 止血。
7. 調節體溫。

由心臟的收縮與舒張產生血壓

前面已經介紹過，心臟具有如泵浦般的功能，可以輸送血液。亦即在一定的時間間隔內收縮、擴張，將血液輸送到全身。

心臟縮小時稱為「心臟收縮」，擴張時稱為「心臟舒張」，而心臟脈動在動脈血管內所產生的壓力，就是血壓。

壓力在心臟收縮送出血液時到達最大，這就是「收縮期血壓」，或稱「最高血壓」、「最大血壓」、「收縮血壓」。

另一方面，心臟擴張時壓力最小，這就是「舒張期血壓」，或稱「最低血壓」、「最小血壓」、「舒張血壓」。「收縮期血壓」和「舒張期血壓」以「一四〇／九〇（單位為mmHg）」來表示兩個大小數值。

心臟一分鐘脈動約有五十～八十次，因此血壓也會隨之在收縮期（最高）血壓與舒張期（最低）血壓間上下變動。

所謂高血壓，就是指其中一方的血壓值，甚至是兩者的血壓值，均呈現經常性超出正常標準值的狀態。

血壓是依心臟送出的血量與血管的阻力而定

血壓的高低是由心臟送出的血液量，和血液流到末梢血管時所受到的阻力來決定的。當心臟以強力送出血液時，血管管壁的壓力就會上升；而血液流動時，如果血管的阻力增加，壓力也會跟著提高。

小知識

血壓的測量單位

血壓測量單位mmHg，是代表比水重十三倍的水銀上升指數。當有人說「血壓值一四〇」時，表示水銀血壓計的水銀上升到一四〇mm的位置，也代表了目前施加於血管管壁的壓力。此外，如果以水換算成十三倍，就是可以上升到一・八二m。

然而，決定血管阻力的關鍵，就在於血管的彈性和血管內腔的大小。

相同的水量在較硬且細的水管中，和在有彈性且粗的水管中流動時，細水管中的水一定會比較強力地噴出來。血管也是相同道理。

當血管喪失彈力或血管內腔變小，血壓就會升高。影響血壓上升最大的因素，就是末梢血管等細小血管的阻力，但是如果大的動脈失去彈性、內腔變小的話，對血壓上升也會有影響。

還有，如果血液帶有黏性或循環血液量增加時，血管的阻力也會變大，這也是血壓上升的主因之一。

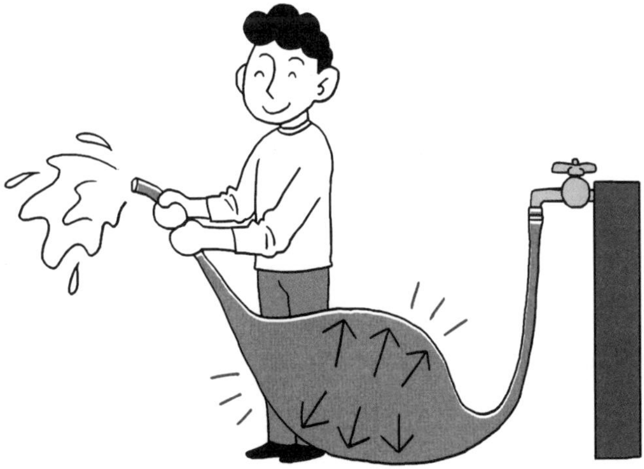

小知識

血壓測量的演進

歷史上第一次進行血壓測量，是在一七三三年。據說，當時英國的史帝芬·哈勒斯以銅管插入馬的血管當中，再接上玻璃管並記錄其高度。當時的紀錄顯示，馬一抓狂血壓就會上升。

一八九六年，義大利的李伯·洛奇想出壓迫上臂動脈直到沒有脈搏，再以水銀柱測量的方法。

開始以聽診器取代把脈的是俄羅斯的尼古拉·柯洛可夫，而從聽診器聽到的動脈搏動聲就稱為「柯氏音」。

如何調節血壓？

血壓的上升機制

一般而言，如果心臟送出的血液量增加，或者末梢血管的阻力變大時，血壓就會上升。

舉例來說，人在進行激烈運動時，心跳數會增加，這是因為運動時肌肉細胞會消耗很多氧氣與養分，所以需要大量的血液。因此，心臟就會努力送出很多血液來補充。血液送出量（心搏出量）增加，血壓就上升。

還有，人在遇到氣溫降低、壓力增加等因素而引起情緒緊張時，末梢血管就會產生收縮。這個時候，由於血管的阻力大增，心臟為了確保血液的送出量，必須對血液加壓，結果就造成了血壓的上升。

相對來說，當人體處在睡眠等平靜狀態下的時候，就不需要大量的血液，同時心跳數也會減少，血壓自然而然就會下降。

像這樣，為了將血液均衡地分配到體內各處，血壓就必須跟著自動上下調整。

小知識

自律神經

自律神經是為了維持生命活動，非意志可控制的神經系統。

自律神經包括交感神經和副交感神經，且由兩者交互進行相反的作用，例如：交感神經會增加心跳數，緩和腸胃的蠕動。相對的，副交感神經會減少心跳數，刺激腸胃蠕動。

血壓由自律神經負責調節

心臟的這種自動變化，就是因為自律神經系統的作用所致，而自律神經則是由交感神經與副交感神經兩個相反的系統所組成。這些都是由下視丘的血管運動中樞接收訊息後，均衡調整而自動調節血壓。

白天運動、興奮時，或是工作、做家事等動作，都是由交感神經負責；晚上身體休息時，副交感神經的動作就會增加。以血壓來講，當交感神經負責運作時，血壓會上升；由副交感神經負責運作時，血壓就會下降。

亦即，血壓在一天當中時而上升，時而恢復正常，都是由於自律神經正常運作的緣故。

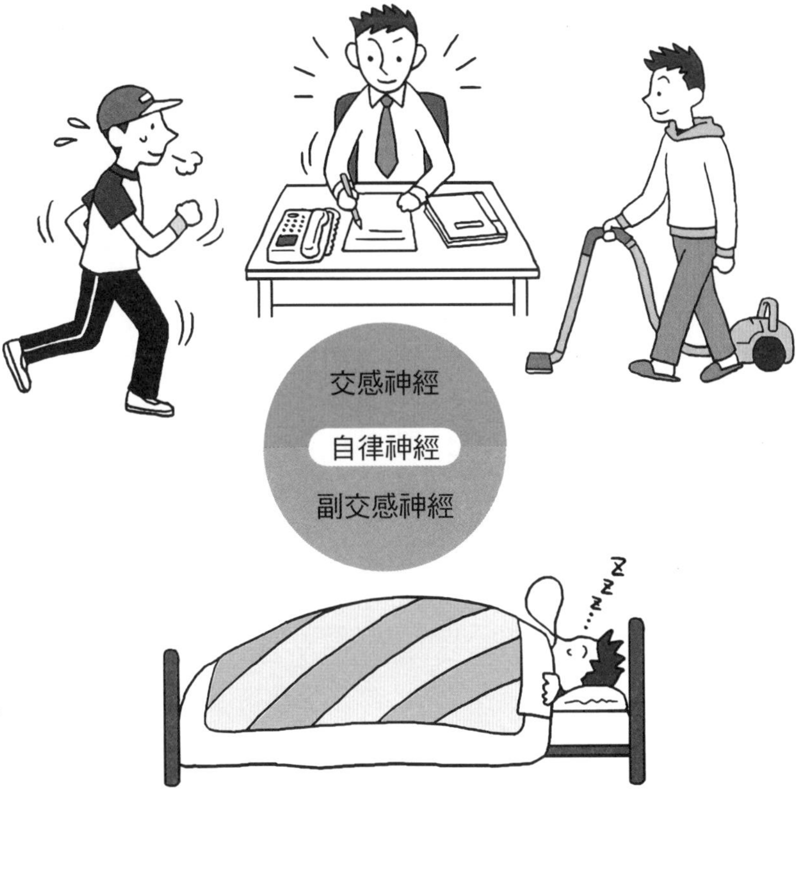

荷爾蒙調節自律神經

各種荷爾蒙與調節自律神經機能平衡息息相關。

例如，當身體在運動狀態或有壓力時，交感神經變得十分活躍，腎上腺素與正腎上腺素這兩種荷爾蒙的分泌量就會增加。這兩種由腎上腺所分泌的荷爾蒙，有促進血壓上升的功能。

上述這兩種荷爾蒙大量分泌時，心臟跳動的次數會增加，送到主動脈的血液量就會跟著增加。這種反應就稱為「心搏出量增大」（β作用）。

此外，小動脈會收縮調整血液的流量，這就稱為「末梢血管阻力增大」（α作用）。

β作用主要是在全身運動時發生。而α作用扮演的是很重要的角色，就像是水門視水量多寡而決定開關一樣，負責調整血液的流量，優先將血液送到所需的部位。

當身體因為這種作用而使得血管內壓力升高時，血壓就會上升。

腎臟與血壓上升關係密切

腎臟不僅是過濾血液內多餘水分與老舊物質的排泄器官，它和血壓上升也有很大的關係。

首先，當腎臟的動脈血液循環不順時，就會分泌一種叫做「腎素」的荷爾蒙，在此情況下，心臟的跳動會增強、末梢血管產生收縮，使得血壓上升。

此外，腎臟也負責調整體內的鹽分濃度。當攝取過多的鹽分（鈉）時，為

小知識

腎臟的功能

腎臟位於背部中央左右兩側約在腰的高度，是成對的器官。主要功能是過濾血液中的老廢物質再與尿液一起排出，在維持血液乾淨的同時，也確保體液的成分不變。

人類為了存活，體內必須維持一定的鈉濃度。而腎臟有調節鈉濃度的功能，也扮演了調節血壓的角色。

了稀釋其濃度，就會補充水分。如此一來，體內循環的血液量增加，加上心跳數增加，導致血壓跟著上升。

患有高血壓的人，似乎先天上腎臟對鈉的代謝能力就比較弱。為了彌補這一點，血壓才會升高，想把鈉代謝出體外，這是目前醫學界推測出的引發高血壓的主因。

這也就是「鹽分攝取過多時血壓就上升」這個說法產生的背景。因此，減少鹽分攝取才會被列為治療高血壓的方法之一。

調節血壓的內分泌與自律神經

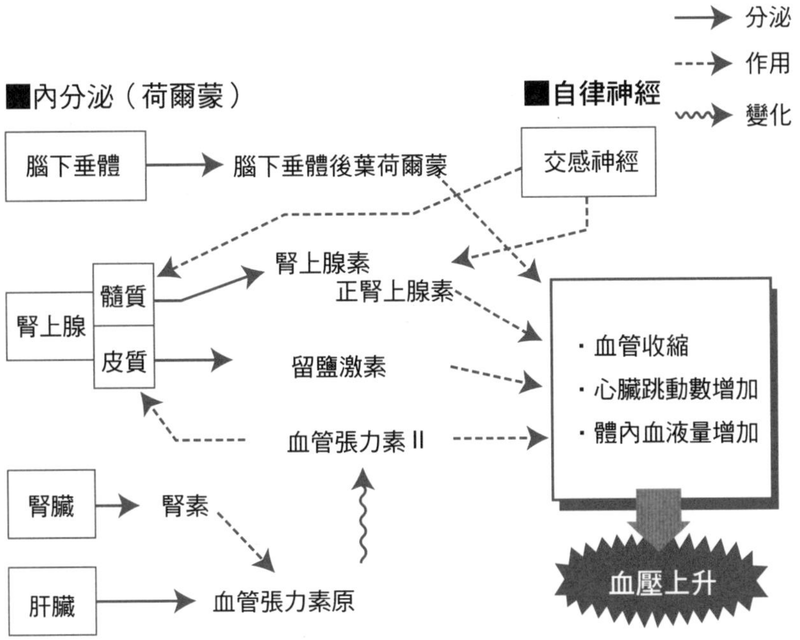

血壓異常警訊

了解高血壓的基準值

到底血壓值要到達多少才算是高血壓呢？其判斷基準除了各國不同，亦隨著時代逐漸變化。

目前全世界所採用的國際基準值，是由世界衛生組織（WHO）與國際高血壓協會（ISH）等機構，依人種、生活環境等各方考量下所訂定的。另外，美國高血壓聯盟國家委員會（JNC-VI）所提出的指導方針，也被普遍視為國際性的指標。

在日本，日本高血壓學會（JSH）也訂定了「高血壓指導方針」，並規定該方針每四年修訂一次。

根據此指導方針，正常血壓值定義為——收縮期（最高）血壓一三〇mmHg以下，舒張期（最低）血壓八五mmHg以下。如果發生經常性超出此數值，即可診斷為高血壓。

美國高血壓聯盟國家委員會在二〇〇三年的聲明表示血壓理想值為一二〇／八〇mmHg以下，並提出血壓值為一二〇～一三九／八〇～八九mmHg時，稱

小知識

什麼是WHO？

WHO是World Health Organization的簡稱，中文名稱是「世界衛生組織」。該組織設立於一九四八年，總部位於瑞士日內瓦，是以提高世界整體健康水準為目的，旨在處理加強公共衛生，解決傳染病、環境汙染問題等。最近則針對強化愛滋防治對策積極推動進行中。

成人血壓值分類

分類	收縮期血壓		舒張期血壓
理想血壓	＜ 120	且	＜ 80
正常血壓	＜ 130	且	＜ 85
正常高值血壓	130～139	或	85～89
輕度高血壓	140～159	或	90～99
中度高血壓	160～179	或	100～109
重度高血壓	≧180	或	≧110
獨立性收縮期高血壓	≧140	且	＜ 90

（日本高血壓學會《高血壓治療指導方針 2004》資料提供）

心血管疾病的危險因子

高血壓
抽菸
糖尿病
血脂代謝異常（高膽固醇血症、低 HDL 膽固醇血症）
肥胖（特別是內臟脂肪型肥胖）
蛋白尿
高齡（男性 60 歲以上、女性 65 歲以上）
有青少年發病的心血管家族病史

（日本高血壓學會《高血壓治療指導方針 2004》資料提供）

小知識

美國高血壓聯盟國家委員會的生活習慣改善方案

- 維持標準體重。
- 積極攝取蔬果（糖尿病或腎功能障礙的患者則須限制）。
- 控制飽和脂肪酸與總脂肪攝取量，多攝取低脂乳製品。
- 食鹽攝取量控制在每日六克以下。
- 每天進行快走等有氧運動三十分鐘以上。
- 每日酒精攝取量，男性為紅酒一〇盎司以下，女性或體重較輕者則攝取分量減半。

為「高血壓前期」，提醒民眾預防保健和改善生活習慣的重要。若依此見解，則不禁懷疑日本半數以上的中高齡國民可能都已進入高血壓前期。而WHO的報告在每次改版時，也都會降低血壓基準值，有嚴格管理血壓的傾向。

日本高血壓學會最新高血壓判定基準

日本當然也有採取嚴格管理高血壓的傾向。二〇〇四年，日本高血壓學會的《高血壓治療指導方針》修訂版中，血壓分類雖無變更，卻可看出有更嚴格管理血壓的傾向。以下將詳細列舉必須注意的事項。

首先，改變了老年人口血壓的降壓目標。二〇〇〇年的修訂版中，老年人口又分為六十歲、七十歲、八十歲三個階段，越高齡者開始治療的時間點越晚，降壓目標數值也設定得越高。

但在二〇〇四年的修訂版中，老年人口被區分為六十五歲以上的前期高齡者與七十五歲以上的後期高齡者，而這兩項「最終目標都希望能降低到一四〇／九〇mmHg以下」。這可以說是為了修正人們長期以來受制於「年紀大了沒辦法」這種偏差想法所作的改變。

此外，糖尿病或腎功能障礙患者的降壓目標，原訂在一三五／八五mmHg以下，修定後改為一三〇／八〇mmHg以下，比起舒張期（最低）高血壓的基準還要嚴格。

這是因為在這四年間發表了大規模研究的結果，證明了維持低血壓值將有利於預防併發症發病或惡化。

小知識

日本高血壓學會

血壓可以清楚反映出各個人種與生活習慣。此外，依各國醫療條件的不同，高血壓的指導方針也會有些許差異。

日本高血壓學會所發表的指導方針，是比對日本特有的生活習慣與心血管疾病狀況等要素所製成。繼二〇〇〇年之後，日本高血壓學會於二〇〇四年又發表了修訂版，反映很多臨床實驗報告，提出更為嚴格的血壓管理與治療方針。

降壓目標

老年人	低於 140/90mmHg
青少年、中年	低於 130/85mmHg
糖尿病患者 腎功能障礙患者	低於 130/80mmHg

家庭用血壓測量基準的訂定

醫學界以前沒有明確訂定家庭血壓測量的基準。但是，日本在二〇〇四年十月的《高血壓治療指導方針》修定版中，已經確定了此基準值。

近年來，家庭用血壓計的使用愈來愈普遍，對於得知一天內的血壓變化或確認降血壓藥的效果也大有助益。這也是因為家庭用血壓測量觀念大受推廣的緣故。

依此修訂，家庭血壓的正常血壓基準值為一二五／八〇mmHg以下，而高血壓基準值則是在一三五／八五mmHg以上。此外，二十四小時自動監測的自由行動下血壓的高血壓基準值，目前則訂定於為一三五／八〇mmHg。

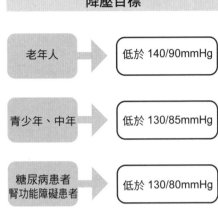

每五名老人就有一人罹患高血壓

隨著年齡的增長，高血壓患者的比例也確實相對地增加。根據調查結果顯示，四十～六十歲之間的患病比例正急速增加中，臺灣六十五歲以上的患病比例就占了四〇%，相當於平均五人當中就有二人罹患高血壓。

老年人的高血壓特徵，以舒張期（最低）血壓正常，但收縮期（最高）血壓偏高的個案居多。原因是主動脈等較粗的血管因動脈硬化失去彈性，而直接反映在心臟收縮的壓力上。動脈硬化的主因，包括年齡增長、攝取鹽分過多、過食、運動不足、壓力等因素長年累積而成。另外，血壓容易變動也是老年人的特徵之一。雖然每個人一天當中的血壓都會經常變動，但是老年人的症狀更顯著。其他多伴隨腦部、心臟、腎臟等器官障礙的併發症，也可視為老年人高血壓的特徵。

老年人的降壓目標目前訂在一四〇／九〇㎜Hg以下，比以往更為嚴格。並且提醒無論年齡大小，皆須正視血壓嚴格管理的重要性。

與日俱增的兒童高血壓病例

根據調查顯示，像高血壓這類生活習慣疾病已經逐漸有低齡化的趨勢。兒童高血壓也可區分為原發性高血壓與次發性高血壓（參見第三八頁），罹病原因仍多與生活習慣相關。另外，有報告顯示原發性高血壓的罹病兒童人數正逐漸增加中。

引發原發性高血壓的原因，以遺傳為主，其他尚有因過食、運動不足等導致肥胖，鹽分攝取過剩、壓力等環境因素。基本上，可以說是直接反映出現代人的生活型態。

像這類兒童高血壓的治療重點，主要以改善生活習慣為基礎。因為小孩正

小知識

高血壓是文明病？

年紀越大血壓就會越高，但這並不是必然的生理現象。

攝取鹽分較少的少數民族，如所羅門群島居民、依努義族、南美的印地安人、非洲馬塞族等，即使已屆高齡，也很少罹患高血壓。由此可看出，過度攝取鹽分及高脂肪飲食、壓力等現代社會生活模式，對罹患高血壓與否有著很大的影響。

兒童、青少年期高血壓與高正常值血壓判定基準

	高血壓			高正常值血壓	
	收縮期血壓（mmHg）	舒張期血壓（mmHg）		收縮期血壓（mmHg）	舒張期血壓（mmHg）
幼兒	≧120	≧70			
國小			國小		
低年級	≧130	≧80	低年級	≧120	≧70
高年級	≧135	≧80	高年級	≧125	≧70
國中			國中		
男　生	≧140	≧85	男　生	≧130	≧70
女　生	≧135	≧80	女　生	≧125	≧70
高中	≧140	≧85	高中	≧130	≧75

（日本高血壓學會《高血壓治療指導方針 2004》資料提供）

處於成長發育階段，需要充足的營養，所以不適合進行嚴格的飲食限制；只要改善飲食內容，口味清淡、不過度攝取脂肪與甜食即可，還要養成定時散步、騎腳踏車、游泳等運動習慣。

如果生活習慣改善後三～六個月仍然不見療效，或是罹患的是次發性高血壓，就必須服用降血壓藥物來治療。

性別、學年別高血壓基準值（mmHg）

	學年	男生		女生	
		收縮期	舒張期	收縮期	舒張期
國小	1 年級	107	60	108	60
國小	2 年級	112	63	108	60
國小	3 年級	114	62	111	61
國小	4 年級	116	63	121	66
國小	5 年級	117	63	119	66
國小	6 年級	119	63	119	65
國中	1 年級	125	66	126	68
國中	2 年級	130	66	126	68
國中	3 年級	136	68	128	70

（日本高血壓學會《高血壓治療指導方針 2004》資料提供）

小知識

脈壓

所謂脈壓，是指收縮期（最高）血壓和舒張期（最低）血壓的差。尤其是老年人，舒張期血壓正常，但收縮期血壓過高，形成脈壓大的高血壓。

從一份以美國民眾為對象的研究報告得知，脈壓越大，越容易引發心血管疾病。也就是說，不能因為舒張期血壓正常就掉以輕心，患者仍需確實服用降血壓藥持續治療。

女性高血壓患者注意事項

一般來說，女性的血壓通常都比男性來得低。這是因為女性荷爾蒙具有防止血管收縮、延緩老化、促進水分與鈉的代謝等作用。

但是，女性一般在更年期停經後，體內的荷爾蒙分泌便會開始急速減少，這個時期就必須和男性一樣注意身體的變化。

根據資料顯示，女性五十歲以前，高血壓的發病機率與男性相較之下顯然非常低；但是一過五十歲，罹病的機率便開始急遽增加，過了七十歲以後，男女罹病的機率就幾乎相同了。

另外，女性在這個時期容易因為過食或運動不足而變得肥胖，這也是引發高血壓的重要原因之一。

而女性高血壓患者尤其需要注意懷孕期間的身體狀況。因為，原本就有高血壓體質的人容易因為懷孕，而引發高血壓。

肥胖容易造成「妊娠高血壓」，因此，懷孕期間須注意體重是否有異常增加的情形。通常，標準體重的孕婦其體重增加應該控制在八～十公斤以內。

何謂「白袍高血壓」？

人的血壓值會經常變動。通常一天當中，白天較高而晚上較低；一年當中，則是冬天較高而夏天降低。此外，運動或承受到壓力時血壓也會上升，就算是健康的人也是一樣的。這些血壓值的變動是屬於生理現象，不是病徵。

小知識

妊娠高血壓與妊娠高血壓症候群

孕婦在懷孕初期，身體末梢血管的阻力明顯減少，血壓多會下降。一般收縮期跟舒張期血壓都會比懷孕之前要低一〇～二〇mmHg；直到生產，才會回復到孕前血壓值。

出現高血壓病徵的孕婦，除了妊娠高血壓症候群（妊娠中毒症）、原發性高血壓、腎實質性高血壓外，也有因甲狀腺或腎上腺疾病引發的次發性高血壓。原則上，以保持安靜與控制鹽分攝取為主，至於是否給予降血壓藥醫師會審慎考量（參見第六八頁）。

由於血壓值經常在變動，因此不能只靠一次的血壓測量，就診斷是否罹患了高血壓。

根據WHO的規定，血壓的測量必須每天早晚兩次以上在不同時間進行，每次還需要測量三次以上，再取其平均值作為血壓值，因此光靠每兩週或每個月一次回診的測量是不夠的。

由於血壓容易因承受壓力等因素而上升。有些人光是在醫院或診所看到醫生或護士，就開始緊張得心跳加速，當然這也會促使血壓上升。像這樣在家裡測量時都很正常，一到醫院就出現高數值的情形，稱之為「白袍高血壓」。

為了能更正確地診斷，現在也會請患者記錄在家裡測得的血壓值，作為診療的參考。

血壓在二十四小時內的變化 ◎早晨和白天較高，晚上較低

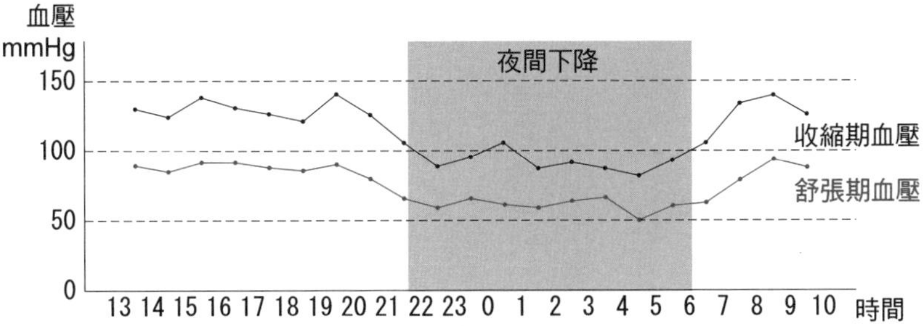

小知識

一天當中的血壓變化

一般早晨醒來時血壓就開始上升，白天會到達最高峰；之後再慢慢下降，晚上就寢時則降到最低。這就是正常人一天當中的血壓變化。

另外，有時在起床、吃飯、排便或入浴時血壓也會發生激烈變化。高血壓的人在這些時候須特別注意，儘可能放慢動作，以輕鬆的心情面對。

隱性高血壓的威脅

近幾年來，備受討論的是，與白袍高血壓症狀相反的「隱性高血壓」。隱性高血壓患者在醫院接受檢測時，血壓值均呈現正常值，但在家裡測量時，血壓值卻反常地升高。

這是為什麼呢？以下針對兩個可能的原因說明如下。

一是，因為血壓值在一天當中經常會變動，而患者就診時正好是處在血壓較低的時間。

通常血壓從醒來後開始上升，中午會到達最高點，下午又開始下降，而晚上就寢時又降到最低。這是屬於健康者的血壓變化。

但也有些案例是晚上睡覺時血壓不下降或反而上升，可是到達醫院後測量的血壓值卻不高。這是因為患者在等待看診的時候情緒以已經比較平靜，或是因為在醫院裡感覺到安心，所以血壓就比較低。

另一個原因，則是已經接受降血壓藥物治療的人就診時間正好是藥效最強的時候，所以測得的血壓值較低。但是，如果藥效沒有持續到晚間的話，在家裡所測量的血壓值就會變高。

因為有這些病例，日本高血壓學會便於二〇〇四年發表的新指導方針中，記載此一現象為「逆白袍高血壓」。

居家血壓測量的重要性

人體只要稍微受到一點因素的影響，血壓值就會變動。為了清楚分辨白

小知識

手腕血壓計

最近市面上販售各種家庭用血壓計，其中測量手腕或指尖的機器使用起來確實比較簡便，可是在這裡並不推薦。

原因是測量血壓時，測量的手腕高度必須與心臟相同。假設手腕位置低於心臟十公分，血壓值就會高出七㎜Hg。近年來，也有推出一些可標示手腕高度的機器，但是若使用沒有標示的血壓計，恐怕很難符合與心臟相同的高度。

此外，因為沒辦法完全壓迫到動脈，所以無法測得正確的數值，這也是本書不推薦的原因之一。

目前還是以測量上臂的血壓計最為理想。建議

袍高血壓與隱性高血壓的差異，正確得知自己的血壓值，建議在家裡也要測量血壓，並且在一天中固定的時間測量數次，記錄下來（參見第一〇六頁）。

此外最近也常提倡做「二十四小時自由行動下的血壓測定」。二十四小時套上內含橡膠的腕套，白天每十五～三十分鐘一次，夜間約每小時一次，測量血壓後自動記錄，優點是可以完全掌握一天當中的變動模式，測得平常無法得知的，包括睡眠中或工作中的血壓值。

尤其是在懷疑為隱性高血壓或想確認藥物是否有效時，進行二十四小時自由行動下的血壓監測是十分必要的。

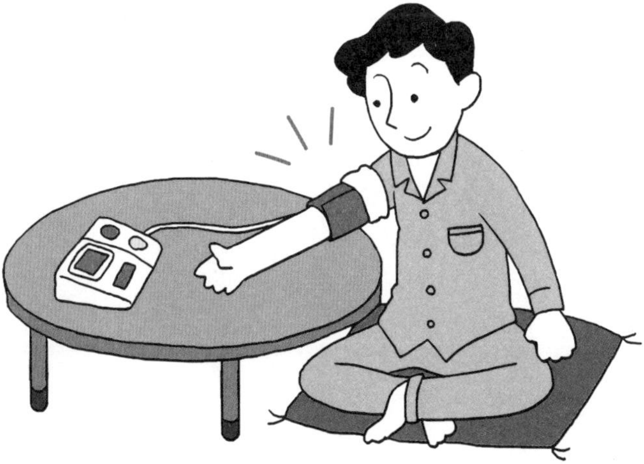

可將測量手腕或指尖的機器作為外出、旅行時攜帶用，平常還是鼓勵使用測量上臂的血壓計。

血壓上升所引發的症狀

號稱「沉默殺手」的高血壓

比起高血壓本身的病症，它更可怕之處在於如果放任不管，將會引發各種併發症。

高血壓的代表性症狀，包括頭痛、頭暈、肩膀酸痛、心悸、呼吸困難等，但是感冒、疲勞或更年期障礙，也常伴隨這些症狀出現，所以有時會被誤診而忽略罹患高血壓的隱憂。

如果是屬於輕度高血壓（血壓值為一四〇～一五九／九〇～九九mmHg），有時根本不會出現這些症狀，那麼在高血壓患者本身毫無察覺的情況下，病情已悄悄地持續惡化。順便一提的是，處於輕度高血壓階段的患者大約占全部高血壓患者的七五％。

但是若放任高血壓不管，就會促使動脈硬化、心臟負荷變大，因而引起心肌梗塞或腦中風等致死的併發症。因此，高血壓又背負了「沉默殺手」的恐怖名號。

高血壓的防治重點是盡可能在症狀輕微時發現並加以治療，所以定期健康

小知識

更年期障礙

女性平均在五十歲左右就會面臨停經。這個階段為期大約五至十年，即是所謂的更年期。這時期因體內女性荷爾蒙失調，身體會產生各種變化。

症狀包括頭痛、肩膀痠痛、全身無力或突然大量出汗、憂鬱、精神不穩定等。這些原因不明的不適症狀就叫做「更年期障礙」。

檢查是非常重要的。

高血壓導致全身血管硬化

前面已經說過，高血壓可怕的地方在於若放任不管，就會引發併發症。如果一直讓高血壓惡化下去，患者體內的血管及器官就會陸續產生障礙。

首當其衝的就是動脈發生硬化。受高血壓影響，構成動脈血管壁的中膜與內膜增厚，使得血管內腔變小。

此外，有時動脈內膜會堆積由膽固醇等脂肪所構成黏稠的粥狀物質，引起粥狀動脈硬化，使得血管內腔變得狹窄（參見第五一頁）。

因此，如果血壓值一直偏高的話，動脈硬化就會惡化下去，一如上述的嚴重情形。

不適症狀是身體狀況不好的徵兆

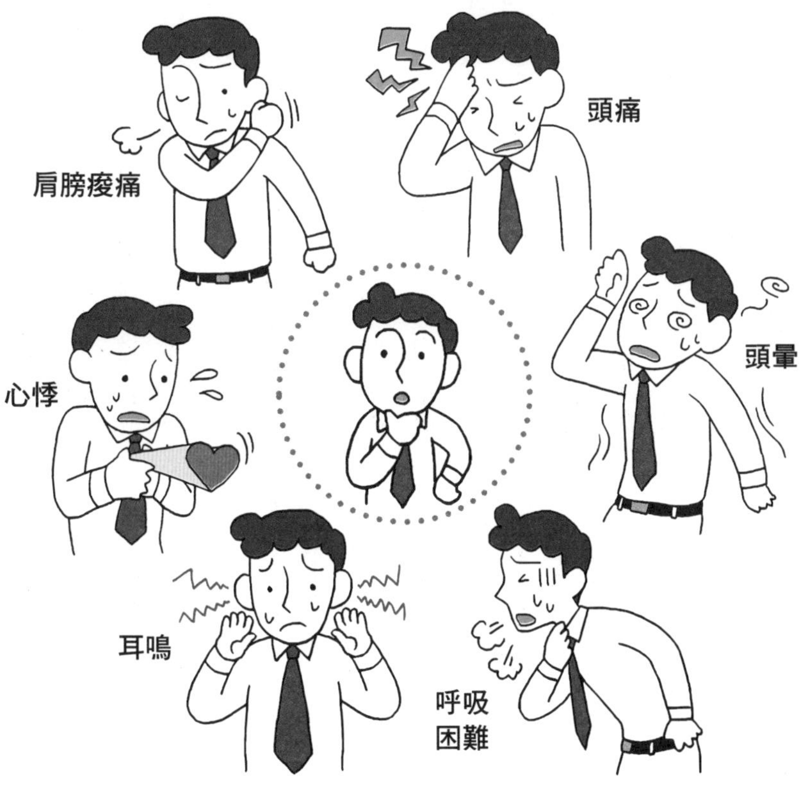

高血壓對腦、心、腎臟血管的傷害

由於長期罹患高血壓而引起血管障礙，特別對腦部、心臟、腎臟會造成很大的傷害。

對於腦血管來說，可能引發包括腦出血、腦梗塞、蜘蛛膜下出血等病症。對於心臟，則是容易引發狹心症、心肌梗塞等病症。

具有相當於泵浦功能的心臟如果血壓過高，就必須以更強大的壓力將血液送出，因此會造成心臟的負擔，導致心室肥大。而心室肥大若持續惡化，就會演變成心臟衰竭。

其他還可能造成主動脈局部腫大演變成主動脈瘤，以及血管壁破裂的剝離性主動脈瘤、四肢動脈障礙、視網膜出血引起視力障礙造成眼底出血等。

而對於腎臟造成的傷害，則包括了腎小動脈、腎小球等硬化引起腎硬化症，腎功能降低，最後甚至有可能演變成腎衰竭。

簡而言之，比起高血壓本身的症狀，高血壓最可怕的地方是在於它所引發的各種致命病症。

高血壓、高血脂症、糖尿病、肥胖都是導致心血管疾病的危險因子（又稱為「死亡四重奏」）。

若同時罹患這些病症一種以上，危險性就更高，這種集合多重危險因子的狀態稱為「複合危險因子症候群」。由於與新陳代謝有很大的關係，近來也多被稱為「代謝異常症候群」。

小知識

腎絲球與腎小管

腎臟是過濾血液的器官。使其產生作用的是腎絲球與腎小管（合稱「腎元」，每個腎臟裡約有一百萬個腎元）。腎絲球如字面上的意思，是由微血管包裹成如毛線球般的構造，血液就在此過濾。將所需的成分經由腎小管輸送至體內再吸收，不需要的東西則成為尿液，由腎盂排出。

腎小管中的水分及鈉等的再吸收量與排出量增加，也和血壓有關聯。

對高血壓置之不理的後果

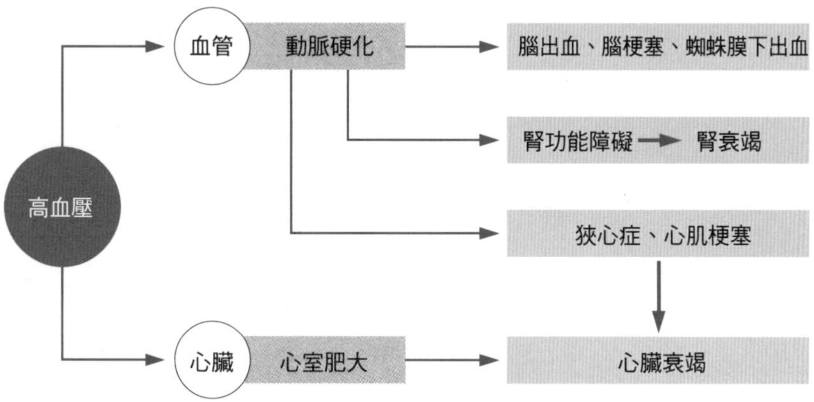

依血壓類別調查之腦梗塞發病率

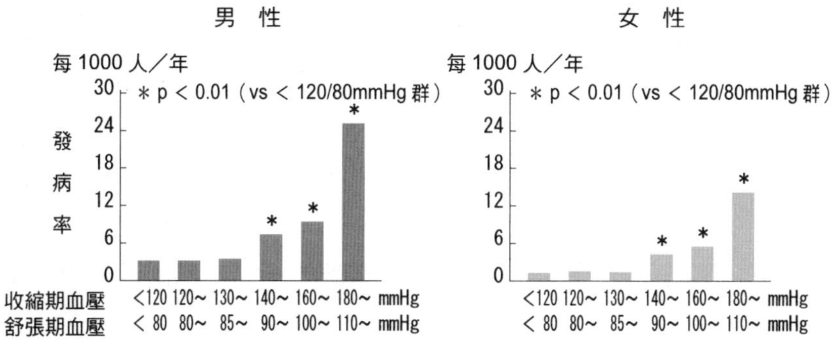

＊：有意義差　（日本高血壓學會《高血壓治療指導方針 2004》資料提供）

小知識

死亡四重奏

如果同時罹患高血壓、糖尿病、高血脂症、肥胖（尤其是內臟脂肪型肥胖）四種病症的話，很容易引發狹心症及心肌梗塞等疾病。因此稱此狀態為「死亡四重奏」。

高血壓的類型

原發性高血壓與次發性高血壓

前文提到，高血壓目前分為「原發性高血壓」和「次發性高血壓」兩種類型。

次發性高血壓是因為其他疾病而引發，可以清楚得知病因（參見第四四頁）。相對而言，難以確認發病原因的高血壓類型，就是原發性高血壓。而日本高血壓罹病人口九成以上都屬於原發性高血壓患者。

接下來，我們就要來談談非疾病引發的原發性高血壓。

原發性高血壓的促發因素

原發性高血壓就是無法找出促發病因的高血壓類型，根據推測，仍然可歸納出幾項可能引發高血壓的致病因素。若這幾項重疊的話，罹患高血壓的機率就會升高。

誘因① 遺傳因子（遺傳基因）

常有人說「高血壓會遺傳」，正確來說，應該是「帶有容易引發高血壓的遺傳因子」。

小知識

遺傳

子女承襲父母親的容貌、體質等狀態叫做「遺傳」，傳承這些資訊的東西就叫做「遺傳因子」。據說父母與子女共有約五〇%的遺傳因子。

混合遺傳因子與環境因素而引發的疾病叫做「多因子遺傳疾病」，高血壓也是其中一種。

也就是說，心臟、血管、腎臟等身體組織，擁有較容易過敏的體質。

雙親皆為高血壓患者時，罹病機率約有六〇%；其中一方有高血壓時，罹病機率約有三〇%；雙親皆無高血壓時，則罹病機率是五%。

然而，並不是說只要有高血壓遺傳因子就一定會罹患高血壓，還要再加上環境因素，罹病率才會大增。只是父母或家族中高血壓患者多的家族，承襲遺傳因子的可能性就會提高。因此，還是要趁年輕時作好血壓管理會比較好。

誘因② 年齡增長

隨著年齡漸增，體內的血管也隨之老化，血管會喪失彈性，加上膽固醇阻滯在血管內導致血管內腔變小，造成所謂的「動脈硬化」。於是血液流通不

高血壓發病的誘因

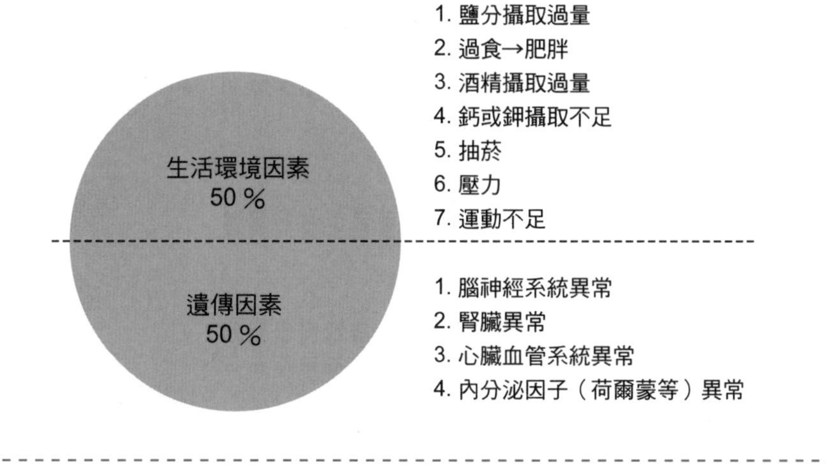

良，血管壓力提高，血壓就會上升。甚至一直處於高血壓狀態的話，也會促發動脈硬化，這樣一來，將使身體健康陷入惡性循環當中。

此外，控制血壓的自律神經調節不良也是促發原因之一。

誘因③ 肥胖

尤其在步入中老年以後，過食加上運動量不足，常會造成肥胖。如一般大眾所知，肥胖者罹患糖尿病等生活習慣病的風險會增加。當然，高血壓也不例外。

肥胖可分為「內臟脂肪型肥胖」與「皮下脂肪型肥胖」，其中又以「內臟脂肪型肥胖」與高血壓等生活習慣疾病息息相關。

如果中性脂肪囤積在內臟脂肪細胞中，血液中的胰島素濃度就會提高，導致「高胰島素血症」。於是交感神經就會緊張，因此促進分泌讓血壓升高的荷爾蒙。然後腎臟攝取鈉的量就會增加，因而促進血液量增加。在這些作用重重影響下，最後導致血壓上升。

誘因④ 鹽分攝取過量

鹽分是促進身體活化，確保身體機能正常運作不可或缺的礦物質。但是，過度攝取鹽分則是促使血壓上升很大的原因。

當體內的鈉含量過高時，為了保持體內的鈉濃度，就必須增加體內水分。結果血液量增加，心搏出量增加，血管管壁壓力也增加了。這些血管的收縮作用與交感神經的刺激等多重作用下，成為導致高血壓的原因。

小知識

內臟脂肪型肥胖

內臟脂肪型肥胖又稱為「蘋果型肥胖」，腰圍÷臀圍（參見第七七頁腰臀比例的計算方式）男性一・〇以上、女性〇・八以上，或是腰圍男性八五公分以上、女性九〇公分以上都屬於這類型。如字面所述，就是脂肪囤積在內臟的肥胖類型。

尤以中年以後，男性與停經後女性居多，屬於容易引起高血壓等生活習慣病的高危險肥胖類型。

誘因⑤　氣候變冷

血壓在寒冷的地方有上升的傾向。那是因為交感神經為了保持體溫，而使血管收縮的緣故。

另一方面，天氣熱的時候，身體為了散熱，血管就會擴張，靠排汗將鈉（鹽分）排出體外，抑止血壓上升。這也是一般人夏天時血壓偏低，冬天就提高的原因。

尤其是從溫暖的地方突然來到寒冷的地方時，急遽的溫度變化會使血壓上升。血壓越高的人這個傾向越明顯，所以在寒冷的季節必須特別注意保暖。

誘因⑥　壓力過大

我們每天都處在各種壓力之下，包括身心兩方面，現代人想要尋求沒有壓力的生活，幾乎是不可能的。

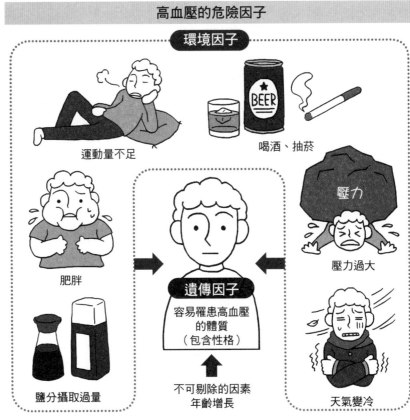

但是這些壓力會促使血壓上升。一感覺到壓力，交感神經就會受刺激，促使血壓上升的荷爾蒙分泌量也會增加。於是心跳數、心搏出量增加，小動脈收縮。甚至於對食鹽的感受度提高，結果血壓就上升了。

要完全避免壓力是不可能的，所以不能累積壓力，而是需要設法排解。

誘因⑦　個性

有些人的個性容易讓血壓上升。簡單來說，就是指容易累積壓力的人。

具體而言，就是認真、一絲不苟、責任感強烈的人；說得難聽點，就是不懂得通融的人。另一方面，急躁、易怒、具攻擊性的性格也很容易罹患高血壓（參見第一七〇頁）。

誘因⑧　喝酒、抽菸的習慣

酒被稱為「百藥之長」，如果適當地攝取，有放鬆身心、增加高密度脂蛋白膽固醇（ＨＤＬ膽固醇）的功用。反之，若過度飲酒就會刺激交感神經，增加心跳數，成為血壓上升的誘因（參見第一三八頁）。

另外，俗話說「百害而無一利」的香菸對於血壓也有不好的影響。尼古丁會促使血管收縮，導致體內氧氣不足。增加低密度脂蛋白膽固醇（ＬＤＬ膽固醇），致使動脈硬化，這些都是影響血壓上升的要因（參見第一七八頁）。

小知識

香菸的壞處

香菸不只是對心血管疾病有危險性，其他如肺癌、支氣管氣喘、慢性閉塞性肺病（ＣＯＰＤ）等不勝枚舉。

尤其是慢性閉塞性肺病，治療的第一步就是戒菸。這個疾病會使支氣管發炎、降低肺的彈性，使得空氣難以進入肺部。嚴重時會造成呼吸困難，導致無法正常生活，必須長年臥病在床。

而且，抽菸還會使周遭的人也深受其害。根據報告顯示，這種二手菸殺傷力遠比抽菸者本人所受的危害更可怕。

高血壓的危險因子

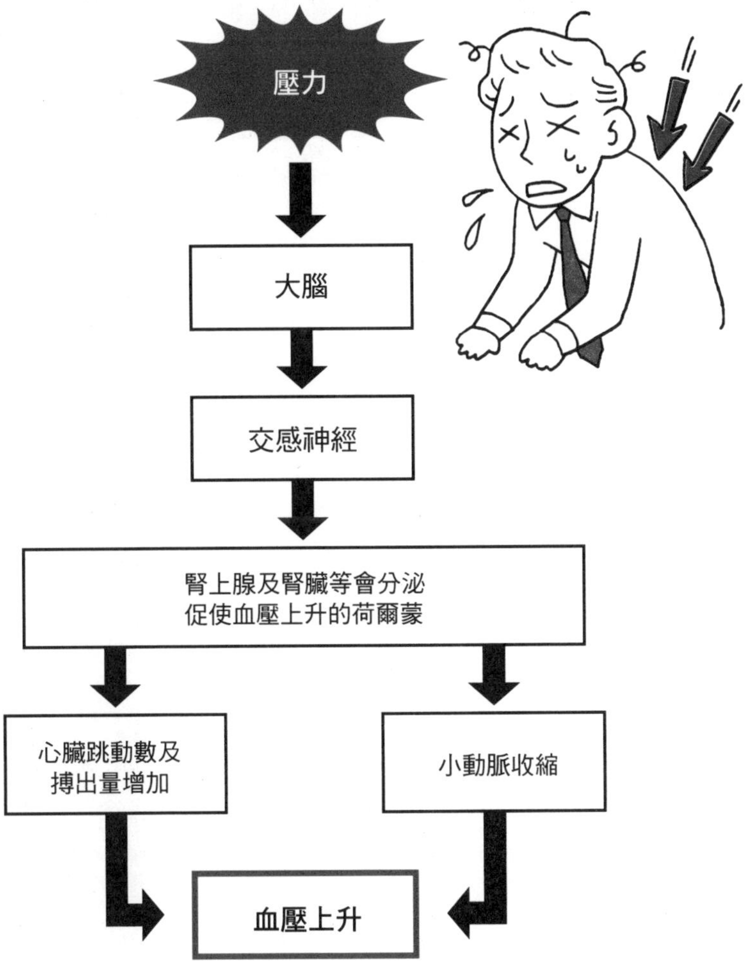

次發性高血壓的類型

年輕患者居多的次發性高血壓

所謂次發性高血壓，就是由其他疾病所引起的高血壓類型。其機率僅占全部高血壓患者的五～一〇%，三十五歲以下的年輕高血壓患者，有四分之一都是屬於次發性高血壓。先找出誘發的原始疾病再確實治療，是非常重要的。

次發性高血壓大致上可以區分為「腎性高血壓」、「內分泌性高血壓」、「血管性（脈管性）高血壓」及「藥劑誘發性高血壓」。

●腎性高血壓

次發性高血壓中，患者罹病比例最高的是「腎性高血壓」。腎性高血壓又分為「腎實質性高血壓」與「腎血管性高血壓」。這類型高血壓都是因為腎臟異常而引起的。

然而引起高血壓患者血壓上升的原因，是由於腎功能障礙，鈉、水分的代謝也發生障礙，使得血液循環量增加，以及腎臟所製造的升壓物質——腎素、血管張力素——過剩等因素。

腎實質性高血壓的代表病症則有

小知識

腎絲球腎炎

指負責腎臟過濾功能的腎絲球發炎，導致製造尿液的功能受損的疾病。

分為急性與慢性，急性多於溶血性鏈球菌感染後發生，浮腫、尿液減少、血尿、蛋白尿、血壓上升等為其代表病徵。慢性則為蛋白尿、血尿等症狀較常見，一開始血壓不會升高，但隨其日漸惡化，血壓也跟著上升。

次發性高血壓的四大病因

●伴隨腎臟疾病而來	慢性腎絲球腎炎、糖尿病腎病變、慢性腎盂腎炎等
●伴隨內分泌器官疾病而來	腎上腺疾病、甲狀腺疾病
●伴隨血管疾病而來	腎血管狹窄、主動脈狹窄症、主動脈炎症候群
●因服藥引起	甘草甜酸製劑、雌激素製劑（避孕藥）、非類固醇性消炎藥
●其他	妊娠高血壓、腦中風等

「慢性腎絲球腎炎」與「糖尿病腎病變」。

所謂慢性腎絲球腎炎，是指由於腎絲球的組織發炎，使得製造尿液的機能慢性降低的一種疾病。慢性腎炎多半是屬於這類。

次發性高血壓的種類與比例

（12228 名高血壓患者中的比例）

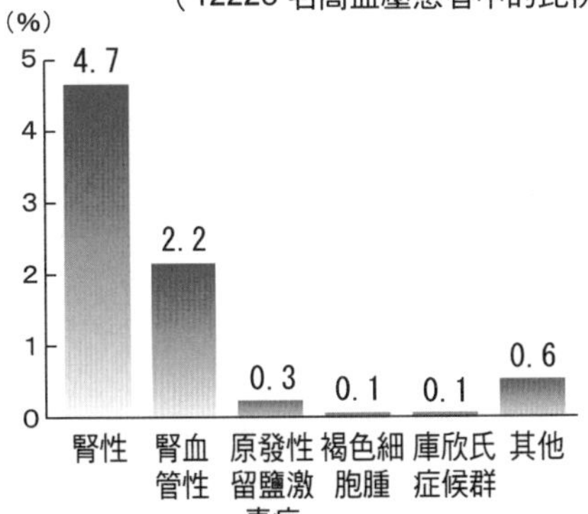

（日本高血壓學會《高血壓治療指導方針2004》資料提供）

小知識

腎盂腎炎

由腎絲球及腎小管排出的尿液會暫時儲存在腎盂，待到達一定尿液量時由尿管排出。

腎盂腎炎是由細菌感染引起腎盂發炎，使得腎臟機能降低的疾病。

糖尿病腎病變是由糖尿病所引起的腎障礙，這也是由於腎臟機能降低而造成血壓上升。

其他如痛風腎、膠原病等也會造成血壓上升。

但如果是罹患腎盂腎炎，則要惡化到一定程度才會導致血壓上升。

腎血管性高血壓是因為輸送血液到腎臟的腎動脈硬化或血管纖維增生，使得血管內腔狹窄所引起。當流往腎臟的血液量減少時，身體便無法製造足夠的尿液。身體為了解除此一異常狀況，血壓就會上升。

●內分泌性高血壓

這類型的高血壓，一般是由於腎上腺皮質與腎上腺髓質所分泌的荷爾蒙異常而引起的。

最具代表性的病症是由於留鹽激素異常增加引起的「原發性留鹽激素症」。留鹽激素是由腎上腺皮質所分泌，主要與鈉、鈣的代謝有關。當留鹽激素的分泌量增加，血液循環量也跟著增加，血壓也就會上升。

此外，除了同樣由腎上腺皮質所分泌的皮質醇（cortisol）量增加引起的「庫欣氏症候群」以外，還有腎上腺髓質長出腫瘤、由於腎上腺髓質過度分泌兒茶酚胺（是指對腎上腺素、正腎上腺素、多巴胺的統稱）所引起的「褐色細胞腫」等。

當懷疑自己可能罹患這些疾病時，就必須測量血液及尿液中的荷爾蒙，做電腦斷層掃描（CT）、磁振攝影（MRI）、超音波、血管攝影等檢查來判斷。

小知識

原發性留鹽激素症

這是囤積鈉排泄鉀的荷爾蒙——留鹽激素——分泌過多所引起的疾病。血壓上升、肌肉無力、手腳麻痺等為主要症狀。

庫欣氏症候群

由於皮質醇（醣質腎上腺皮質類脂醇）分泌過剩所引起的疾病。主要是由肩膀到腰部皮下脂肪增加造成軀幹性肥胖，或臉部皮下脂肪增加造成所謂「滿月臉」，其特徵在於體型或容貌會出現變化。

次發性高血壓的特徵

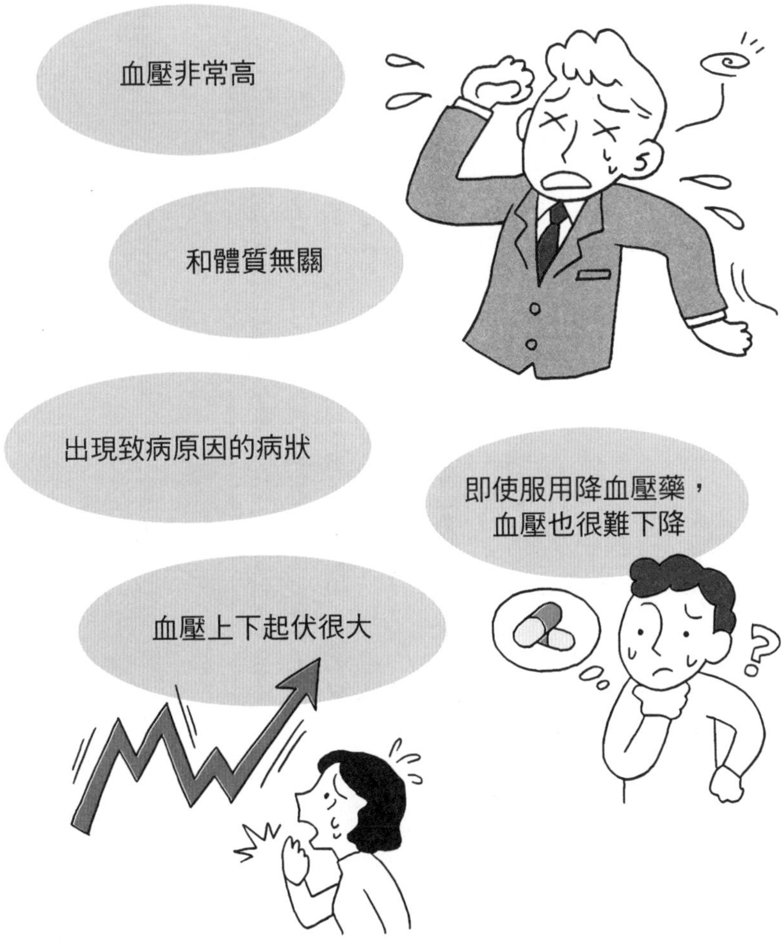
血壓非常高
和體質無關
出現致病原因的病狀
即使服用降血壓藥，血壓也很難下降
血壓上下起伏很大

小知識

兒茶酚胺

指腎上腺素、正腎上腺素、多巴胺等使用在神經傳達上的物質的總稱。尤其是腎上腺素與正腎上腺素有升壓效果，當交感神經動作活躍時分泌量會增加，因此心跳數增加，連帶造成心搏出量增加，血壓自然會升高。

褐色細胞腫

腎上腺髓質會長出腫瘤，是因為腎上腺髓質分泌的兒茶酚胺過多所致。一般會伴隨著突然的心悸、冒冷汗等症狀，血壓也會跟著上升。

●血管性（脈管性）高血壓

因動脈發炎波及到腎動脈，會引發「主動脈炎症候群」。此病症之於女性，發病機率較高，由於有時會無法測得手腕動脈的搏動，因此也稱為「無脈病」。這種疾病患者有四成會被診斷出有高血壓。

心臟與主動脈之間有一個瓣膜，目的是為了防止血液逆流。當瓣膜功能不佳，該關閉時無法完全關閉，血液就會逆流。這種疾病叫做「主動脈瓣閉鎖不全」。這時，心臟就必須輸送更多的血液，血壓因此會升高。

一般使用聽診器可以聽見雜音，也可以用超音波檢查來診斷。

此外，先天主動脈一部分較狹窄的「主動脈狹窄症」，也會促使血壓上升。其特徵為手腕血壓高，足部血壓較低，多數在青少年時期就會發現。用聽診器可聽見血管的雜音，可再以血管攝影檢查確認。

●藥劑誘發性高血壓

除此之外，引發高血壓的原因尚有因使用各種藥劑而引起者。例如，常用來治療肝功能障礙的甘草甜酸製劑、非類固醇性消炎藥、皮質醇、雌激素製劑（口服避孕藥）、類固醇等的副作用亦會讓血壓上升。

此外，因其他疾病服用多種藥物，其加乘效果有時也會讓血壓上升。

通常醫師用藥都會考慮到副作用，但還是有極少數的例子會超出預料而使血壓上升。如果發生這種情況，就必須變更或中止用藥。

小知識

主動脈狹窄症

主動脈狹窄一部分屬於先天性疾病。主動脈狹窄的位置愈靠近心臟，血壓就愈高。其主要特徵多為手腕測量的血壓較高，足部測量的較低。

可能引發高血壓的藥劑

- ●甘草甜酸製劑
- ●非類固醇性消炎藥
- ●可體松
- ●雌激素製劑
- ●類似兒茶酚胺藥
- ●類固醇藥
- ●拒絕反應抑止藥
- ●紅血球生成素

血管性（脈管性）高血壓

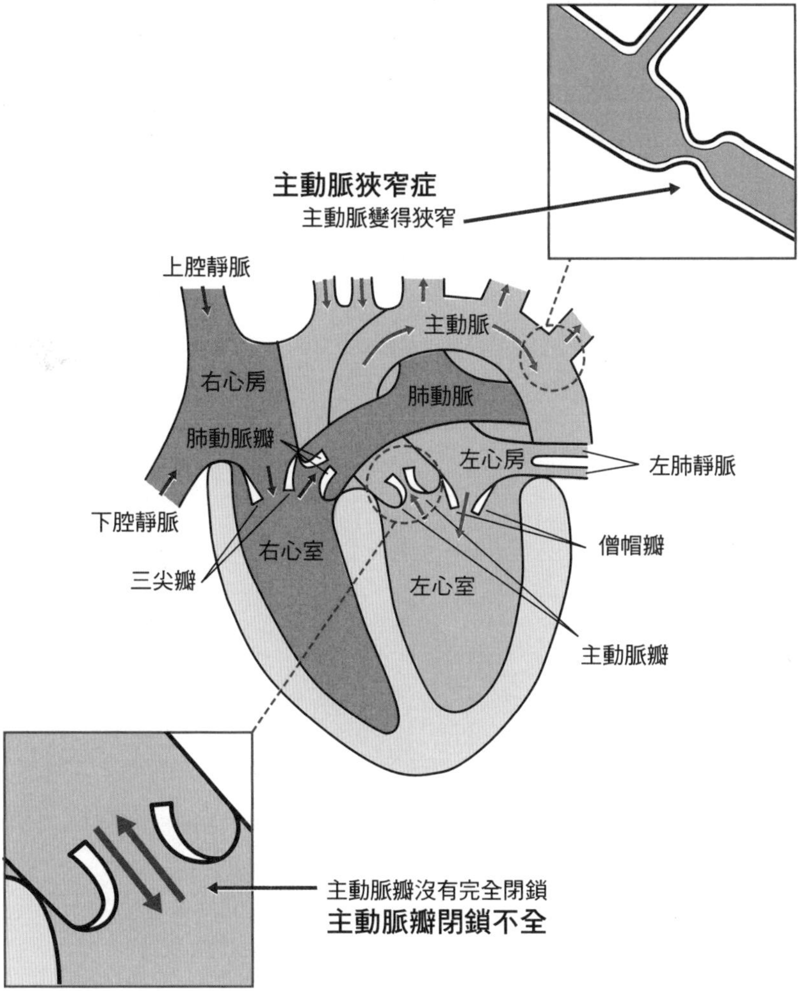
主動脈狹窄症
主動脈變得狹窄
上腔靜脈
主動脈
右心房
肺動脈
肺動脈瓣
左心房
左肺靜脈
下腔靜脈
僧帽瓣
右心室
三尖瓣
左心室
主動脈瓣
主動脈瓣沒有完全閉鎖
主動脈瓣閉鎖不全

高血壓的併發症及相關疾病

動脈硬化的起因

動脈硬化是指動脈失去彈性、變得脆弱、內腔變狹窄的狀態。這是血管的老化現象，任何人只要上了年紀，幾乎都會面臨這問題。

引起動脈硬化的首要原因為高血脂症，但是高血壓也會造成動脈硬化。此外，當動脈發生硬化，高血壓也會隨之惡化，因而陷入惡性循環。

除了高血壓以外，糖尿病、肥胖、抽菸等也是促使動脈硬化的原因，如果這些病症同時發生，危險性就更高。

動脈硬化的類型

動脈硬化根據發生部位與生長方式的不同，分為「小動脈硬化」、「粥狀動脈硬化」與「中膜硬化」三種。

●**小動脈硬化**

主要發生在心臟或腎臟的小動脈，與高血壓最相關。當高血壓症狀持續，血管承受很大的壓力，就會變得脆弱，導致血管壁因此破裂、出血，阻塞引起梗塞。

小知識

糖尿病

糖尿病是指細胞無法適當利用其能量來源的葡萄糖，而導致血糖值上升的疾病。

我們在飲食當中攝取的碳水化合物都會消化變成葡萄糖。這是為了讓肌肉與器官運作所需的營養來源，必須靠「胰島素」將葡萄糖輸送到各細胞。當胰島素不足，身體又沒有好好分泌追加的胰島素時，葡萄糖就無法被送到細胞當中而留在血液裡。

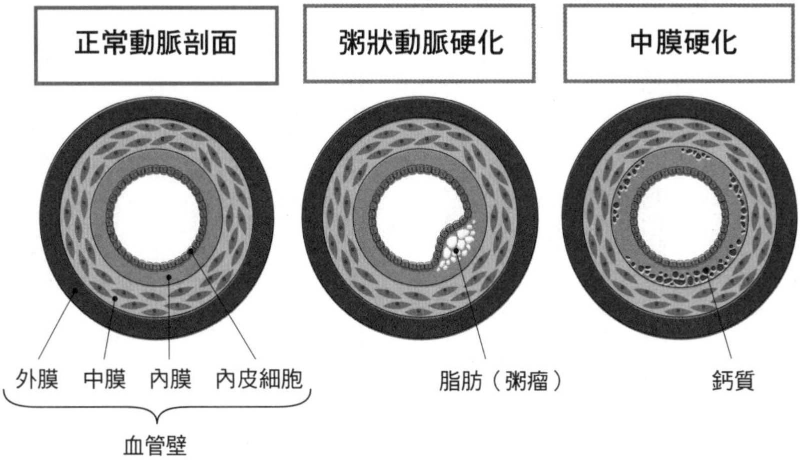

●粥狀動脈硬化

粥狀動脈硬化是指因為膽固醇等脂肪沉積於血管內膜，使得血管內膜中結成像粥一樣的泥狀粥瘤的病症。

此病症主要發生在比小動脈還粗的主動脈、冠狀動脈、腦底動脈、腎動脈、股動脈等部位。血管內腔變得狹窄，血流就會受阻。因為罹患粥狀動脈硬化而引起的疾病，比較具有代表性的併發症包括腦梗塞、心肌梗塞、腎血管性高血壓等病症。

●中膜硬化

動脈中膜硬化的發病原因不明，動脈中膜在鈣質囤積、結塊的情況下，血管變硬。病變主要發生在主動脈下半身或頸部的動脈，有時會導致血管破裂。多為老化所引起的動脈硬化。

這就是「血糖值上升」的狀態。如此一來，熱量無法被送到身體各部位的肌肉與器官，而導致全身所需熱量不足。

糖尿病主要可分為1型與2型。1型是因為胰島素分泌不足，多於青少年時期發病；2型則是因為過食、肥胖、運動不足等生活習慣，促使胰島素機能惡化所致。

其他尚有遺傳基因異常、其他疾病、藥物副作用引起或妊娠糖尿病等。

粥狀動脈硬化的成因

一般提到動脈硬化，指的幾乎都是「粥狀動脈硬化」。那麼，這種粥瘤（粥狀物質）又是如何形成的呢？

動脈血管的內皮細胞如果因為高血壓、糖尿病、高血脂症等刺激而受傷，血液中的單核白血球就容易附著在內皮細胞上。

此種白血球會侵入動脈血管的內皮細胞之間，最後演變成「巨噬細胞」（macrophage）。血液中的ＬＤＬ膽固醇（劣性膽固醇）過多的時候，脂質就會漸漸被這個巨噬細胞所吞噬，變成了粥瘤。

如此一來，粥瘤的囤積會使血管內膜增厚，血管內腔就會變得狹窄。當此病變部位發生潰瘍時，就會形成血栓，導致血管阻塞。這種狀況如果發生在冠狀動脈的時候，就會造成極具危險性的急性心肌梗塞。

高血脂症會加速動脈硬化

高血脂症指的是血液中的中性脂肪與膽固醇大量增加的狀態。當一個人罹患高血脂症時，脂肪就容易變成粥瘤，沉積在動脈內腔中，因而加速動脈的硬化症狀。

血液中所含的脂肪成分，包括中性脂肪與膽固醇。其中，膽固醇是油脂，所以無法溶於水，因此膽固醇必須利用蛋白質來輸送。

負責輸送膽固醇的蛋白質當中，體積較小的低密度脂蛋白（ＬＤＬ）會將

小知識

膽固醇

一聽到膽固醇，總覺得沒什麼好印象，其實它是我們身體不可或缺的物質。膽固醇是性激素、腎上腺皮質素、膽汁等的原料，也是細胞膜的構成成分。

膽固醇有從肝臟送到身體末梢部位，也有送回到肝臟的，各自與不同的蛋白質結合，因此性質也不同。

被送到末梢的膽固醇稱為「ＬＤＬ膽固醇」，因為會堆積在血管中，影響身體健康，所以又稱為「劣性膽固醇」。

另一方面，輸送回到肝臟的，則稱為「ＨＤＬ膽固醇」，由於有清潔血管的功能，又稱為「良性

膽固醇從肝臟運送到身體末梢部位，稱為「LDL膽固醇」。

另外，將膽固醇由身體末梢部位運送回肝臟的則是HDL膽固醇（良性膽固醇）。

LDL會讓膽固醇沉積在動脈血管內，而高密度脂蛋白（HDL）的功能則是回收多餘的膽固醇。因此，LDL多會加速動脈硬化，而HDL則是可以預防動脈硬化。

LDL膽固醇增加的較大因素，主要包括有體質、經常攝取高脂肪與高熱量（卡路里）的食物、運動量不足等生活習慣。

總膽固醇值達到二二○mg／dℓ以上、LDL膽固醇值達到一四○mg／dℓ以上、HDL膽固醇值不到四○mg／dℓ的時候，併發狹心症、心肌梗塞等病症的危險性就會增加。

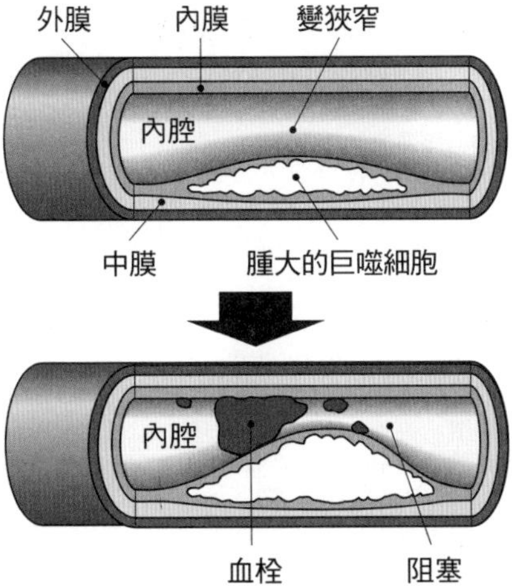

膽固醇」。

為了維持健康，取得兩者平衡是非常重要的。

高血壓是腦血管障礙的一大主因

高血壓的主要併發症中，關係最密切就是腦血管障礙。而其中最具代表性的病症，就是腦出血（高血壓性腦內出血）與腦梗塞。

●腦出血

因高血壓等因素，使得腦內小動脈長期受到強烈壓力時，血管壁會變得脆弱，最後導致破裂，這就是所謂的「腦出血」（過去也稱作「腦溢血」）。溢出的血液變成血塊（血腫），壓迫到腦細胞而造成損壞。

造成腦出血的原因中，大約有九成是高血壓，其特徵為五十歲以上比較容易發病。

此症狀會依引起的部位不同而有差

腦中風的四種類型

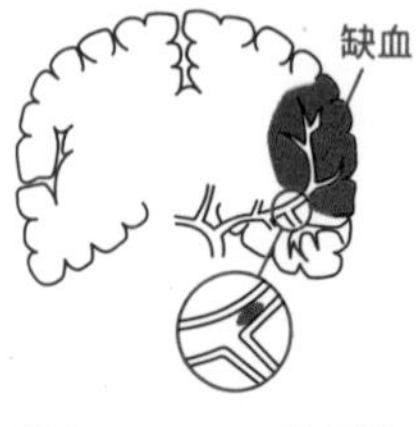

腦栓塞
腦動脈以外的血栓等（多由心臟過來）移動在腦部造成血管阻塞，即使血壓低也有可能發生。

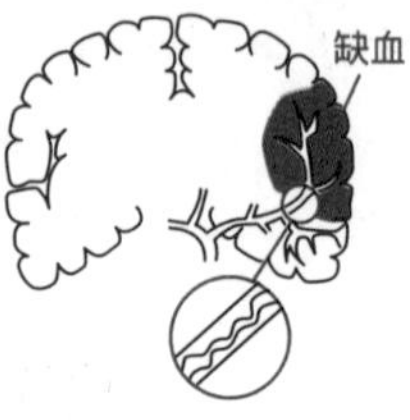

腦梗塞
腦部動脈硬化造成。容易在睡夢中發病，口齒不清、噁心、手腳半身麻痺等症狀逐漸出現。

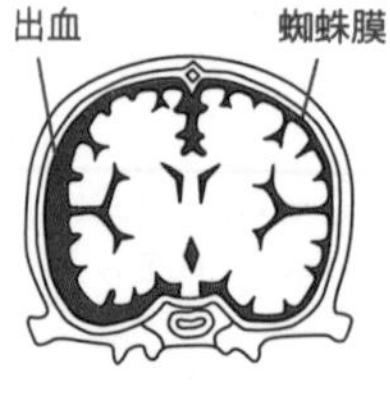

蜘蛛膜下出血
腦部表面血管破裂引起，多因為動脈瘤破裂造成。包覆腦部的三層腦膜（硬膜、蜘蛛膜、軟膜）中，蜘蛛膜與軟膜之間出血。伴隨著突然的劇烈頭痛、噁心與嘔吐等。

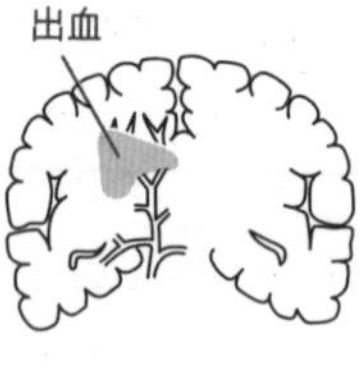

腦出血
腦內的出血原因以高血壓居多。症狀有手腳半身麻痺、意識障礙、語言障礙等。多為突發情況，傾向於在活動時發病。

小知識

血栓

血栓，意指血液的結塊。阻塞血管的東西稱為「栓子」，血栓當然也包括在內。

一旦粥瘤受傷，血小板就會集結形成血栓，有時當場就可止血，但有時其中一部分會剝落流入血管內，造成阻塞並使得血管變細。

異，但是，大多為無預警、突如其來的劇烈頭痛、暈眩及嘔吐等。若腦部受損範圍大，也有可能導致死亡或腦死狀態；較輕微的留下語言障礙、半身麻痺等後遺症的也不在少數。

●腦梗塞

是指負責將血液輸送到腦部的動脈若發生硬化，血栓（血塊）阻塞、血流被切斷導致前端的細胞壞死的病症。

腦梗塞依其發病方式又可分為三種：

第一種是「腔隙性梗塞」（lacunar infarction），是腦部小動脈血管壁因高血壓而增厚，引起血流不良所造成。

將血液輸送到腦部較粗的動脈，若有粥狀動脈硬化，造成粥瘤破裂、血液凝固而造成血管阻塞的，就叫做「粥瘤血栓性腦梗塞」。

此外，在心臟內形成的血栓，流至腦部造成動脈阻塞，叫做「心因性腦梗塞」，與高血壓並無直接關係。

腦血管障礙的分類

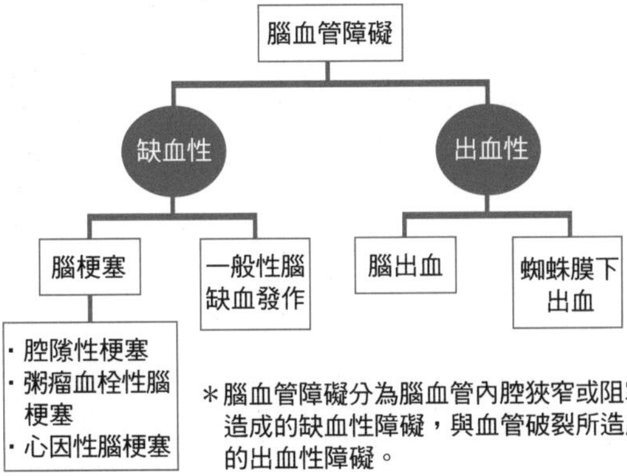

＊腦血管障礙分為腦血管內腔狹窄或阻塞造成的缺血性障礙，與血管破裂所造成的出血性障礙。

小知識

腦梗塞

腦梗塞的症狀有半邊手腳麻痺，引起半身麻痺與口齒不清等。有些是突然發生，有些則是漸漸演變而成。

半身麻痺會發作在與受損腦部相反邊的半身，因此當右腦出現梗塞或出血時，左側的手腳就會發生運動障礙。此外，慣用右手的人如果發生左腦受損，除了右邊的手腳會有運動障礙外，有時會同時出現失語症。

高血壓也會造成心臟負擔和引起併發症

當高血壓長時間未獲改善時，對心臟會造成很多負擔，將血液送出心臟的泵浦功能就會減弱。以下整理了在高血壓病症持續情況下，影響心臟而促發的併發症狀。

●心臟肥大

心臟肥大是指當身體處於高血壓狀態，動脈持續硬化的時候，心臟就必須更強力地輸送血液；於是，心臟為了減輕負擔，就會增厚心臟壁。尤其是將血液送出心臟的左心室壁會變厚，因此一般直稱「心室（左心室）肥大」。

但是，負責輸送氧氣與養分的動脈不會因為心室肥大而隨之改變，因此供給心肌能力血流便無法追上。心肌因氧氣與養分不足，機能因而低下。

甚至，因為心肌細胞之間的膠原纖維增加，使得心肌喪失彈力。當這些症狀先後出現，導致心臟機能低下，最後就會引起心臟衰竭。

一旦罹患心臟衰竭，心悸與喘息是主要症狀，若是持續惡化，最後就會陷入呼吸困難。

●狹心症

當負責輸送血液到心臟的冠狀動脈血管內腔變得狹窄，血流狀況不佳，結果導致心臟陷入一時的氧氣、養分不足的狀態。這就是所謂的「狹心症」。

一般患者會突然覺得胸口緊縮，感受到疼痛與壓迫感，約經過數十秒或數十分鐘後，症狀就會獲得緩解。

而提重物、奔跑上樓等身體突然需

小知識

心臟肥大

心臟大小與人的體格有一定的比例，通常相當於個人的拳頭大小。心臟肥大指的是用胸部X光片觀察胸部時，心臟的橫徑與胸廓的橫徑比例差達到五〇%以上。

心臟肥大包括心臟壁肥厚或心室、心房內腔擴張而變大，多數症狀則為兩者合併。但不管是哪一種，對心臟都是很大的負擔，若放任不管，恐將造成心臟衰竭。

要大量血液時，會發生心肌氧氣不足的情形，這叫做「勞動性狹心症」。

此外，冠狀動脈也會發生痙攣現象（簡稱「冠狀動脈痙攣」）。這種症狀尤其多在睡眠中發作，所以又叫做「靜止性狹心症」。

●心肌梗塞

心肌梗塞指的是冠狀動脈的一部分血流完全停止，造成前端的心肌因氧氣不足而壞死。依照前文所述，狹心症是暫時性現象，但是心肌梗塞卻是由於心肌一部分已經壞死所造成，因此容易導致更危險的狀態甚至致死。

目前居日本人第二大死因的是心臟病，其中又以急性心肌梗塞占大多數。

當胸口突然緊縮，疼痛來襲時，狹心症只要幾分鐘就能獲得緩解，但急性心肌梗塞卻會持續二十分鐘以上，甚至會發生呼吸困難、臉色蒼白、噁心、嘔吐等現象。其主因還是由動脈硬化造成。若同時有高血壓、糖尿病、肥胖、抽菸等病症或習慣，危險性就更高。

狹心症與心肌梗塞

狹心症
因動脈硬化，冠狀動脈變窄使得血液難以到達（心肌缺血）。是暫時性的發作，不會導致心肌壞死，短時間即可緩解。

心肌梗塞
冠狀動脈阻塞，導致心肌壞死，無法恢復，使心肌不能運作。有可能導致心臟衰竭。

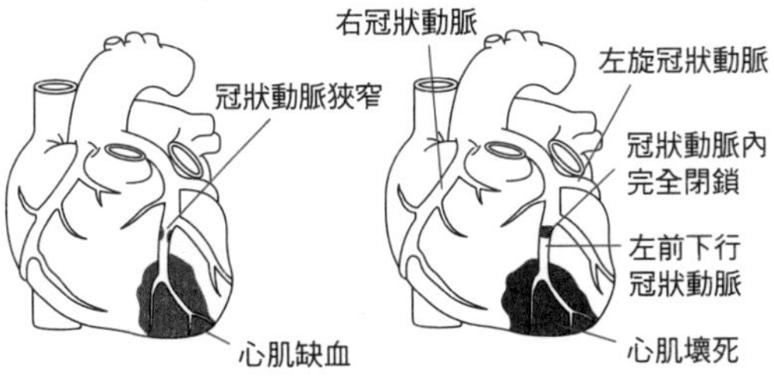

小知識

心肌梗塞的緊急處理

重點在於馬上聯絡救護車，儘快將患者送到心臟冠狀動脈患者看護病房（CCU）設備完善的醫療機關。讓病人接受治療，將心肌壞死控制在最小程度；並且依症狀不同可選擇血栓溶解療法（ICT）、經皮冠狀動脈氣球擴張術（PTCA）、冠狀動脈繞道手術（CABG）等療法。

腎臟機能低下與相關併發症

腎臟功能是負責過濾血液運送過來的水分與廢物，再與尿液一同排出。另外，也負責體液中的水分、鈉、鈣等的電解質與酸鹼值的調節。

如果高血壓的狀態持續未改善，腎臟中的小動脈會發生動脈硬化，導致機能低下。其中，最具代表性的腎臟疾病為「腎硬化」。若沒有接受適當治療，而放任不管的話，最後甚至會惡化成腎臟衰竭。

●腎硬化

腎硬化是一種因為腎臟小動脈發生動脈硬化，導致整個腎臟缺氧、萎縮的疾病。這種疾病的病況演變很緩慢，腎臟機能會逐漸衰退。

腎硬化初期患者對於症狀幾乎毫無自覺，就算接受尿液檢查，有時也不會發現異常。

此外，患者還容易陷入因為腎臟病導致高血壓，而高血壓又引起腎硬化的惡性循環中。

治療腎硬化最大的課題，就是在於徹底執行血壓控制。

●腎臟衰竭

腎臟衰竭指的是由於某些理由使腎臟的機能顯著衰退的狀態，會出現排尿量減少、浮腫、疲倦、食慾不振、心律不整、肺水腫、心臟衰竭等症狀。

此外，腎臟衰竭也分急性與慢性兩種。急性腎衰竭是因為大量出血、脫水、腎血管障礙、心臟衰竭、尿道阻塞等引起暫時性的發作。這種情況只要針

小知識

透析療法

以「排出多餘水分或尿毒素」、「均衡血液中電解質或調整酸鹼值」來取代腎臟的功能，就是「透析療法」。

這個療法有兩種：將血液排出體外，以人工腎臟過濾後再送回體內的叫作「血液透析療法」。每次需費時四小時，每週要到醫院治療三次。

另一種是把腹膜透析管埋進患者腹部，利用此管進行所謂「腹膜透析療法」。這種治療法一個月只需要到醫院一次即可，但是必須每天四次，在固定時間自行更換透析液。

對造成的疾病或症狀加以治療，即可恢復腎臟機能。

慢性腎衰竭則是因為腎硬化、糖尿病性腎病、慢性腎炎等疾病經年累月而來。必須進行飲食或藥物療法，血壓控制、持續針對致病原因的治療也是醫療重點。

但是，如果患者的腎臟功能已經無法完全恢復，此時就要進行透析療法（俗稱洗腎）。

腎臟的功能

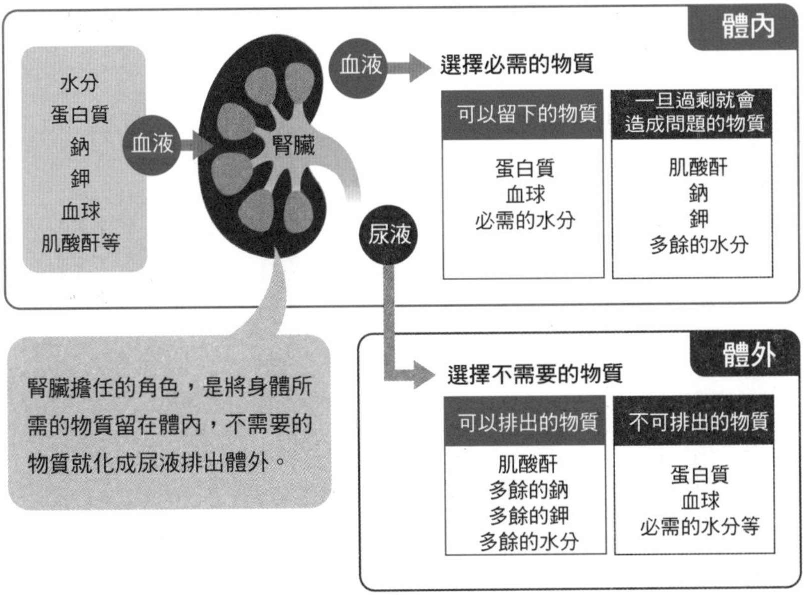

小知識 腎臟健康的警訊

腎臟和肝臟一樣，屬於很難發現病徵的器官。但是因為高血壓導致腎動脈硬化時，腎臟機能會降低，就會出現足部浮腫、頻尿、半夜常常跑廁所等症狀；一旦發現身體出現這些症狀，就必須懷疑是否有腎臟病。

高血壓基本認知Q＆A

Q 父母都患有高血壓，一定會遺傳給子女嗎？

A 因為環境因子不同，不一定會發病。

如果父母皆患有高血壓時，子女遺傳的機率有六〇％。但是，只因為一個遺傳因子就罹患高血壓的例子可說是少之又少，大多數都是由多重遺傳因子相互作用而來。也就是說，就算遺傳到容易罹患高血壓的體質，必須再加上環境因子作用，才有可能發病。

例如，雖然遺傳到對食鹽有過敏反應使得血壓容易升高的體質，但並不是光這樣就會得高血壓，還要加上食鹽攝取過量的生活習慣才會發病。

反之，即使具有易發病遺傳因子，因為個人生活習慣的不同，有些人並不會罹患高血壓。

當父母皆患有高血壓時，遺傳到高血壓體質的機率確實較高。即使現在沒有高血壓，但因為飲食偏好或性格相似，還是建議要提早改善生活習慣、實施減鹽飲食、養成定時運動習慣，以達到防患未然的效果。

Q 肥胖者一定會罹患高血壓嗎？

A 肥胖是高血壓等生活習慣病的罪魁禍首。

除了日本以外，國外也有很多資料顯示，隨著體重增加，罹患高血壓的機率也會升高。肥胖與高血壓確實是密不可分的。至於為什麼肥胖會導致高血壓，至今尚無有力的解釋。

目前被接受的幾種說法中，有一項是跟胰島素相關。由於肥胖者攝取糖分較多，為了降低血糖濃度，體內就會分泌較多胰島素，這也成了導致血壓上升的因素。

另外，因為肥胖而造成脂肪細胞肥大，身體就會分泌很多瘦體蛋白、血管張力素II、細胞激素等荷爾蒙。也有認為這些荷爾蒙會促使血壓上升的說法。

只要體重下降，血壓就會下降。以減重5公斤為例，血壓在收縮期（最高）會下降一〇㎜Hg，舒張期（最低）下降五㎜Hg。建議肥胖的高血壓患者首先要進行減重。

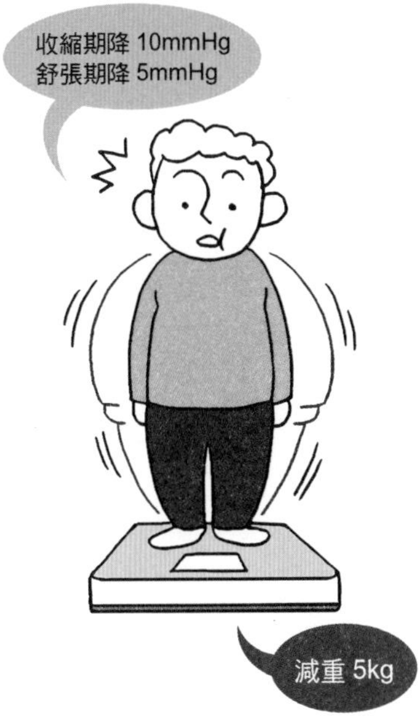

Q 為什麼深呼吸後測出的血壓值比較低？

A 因為緊張的情緒獲得舒緩，抑制住交感神經的興奮。

血壓會隨著呼吸而上下變動。深呼吸可以緩和精神與肉體上的緊張，抑制交感神經過度的興奮。於是心跳數減少，血管擴張，血壓自然就下降了。

例如，連續三次測量血壓時，多數人第一次測出的數值都是最高的。這是因為測量血壓時身體會感覺緊張而受到影響，有時候血壓也是可以反映出微妙的精神狀態。

因為緊張而導致血壓上升，這在醫療機關的檢測中是非常常見。前文曾經提到，每次一看見穿白袍的人就開始緊張，使得血壓上升，就叫做「白袍高血壓」。

已經很習慣量血壓的人或是不會隨便因小事而緊張的人，即使深呼吸血壓也不會受到太多影響。

但是對於光是量血壓就會緊張的人來說，深呼吸幾次就會有影響。

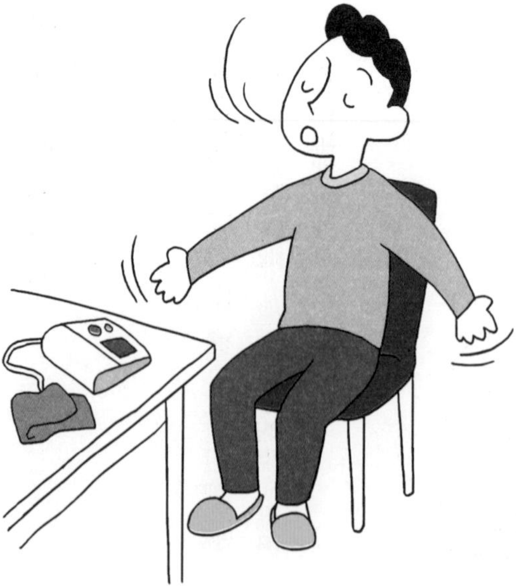

Q 居家量得的血壓值與醫院檢測結果不同時，以何為準？

A 居家檢測與醫院檢測高血壓的基準不相同。

前面提到，一般在醫療機構量到的血壓值容易高於居家的測量值（家庭血壓），那是血壓因為緊張而上升。反之，在醫療機構量的數值較低時稱作「隱性高血壓」（假面高血壓）。

當然，不管是哪一個數值，都是這個人的血壓值。那麼，治療的時候到底要以哪一個數值作為基準才恰當呢？

判斷高血壓的基準：在醫療機構測的血壓值一四〇／九〇㎜Hg以上即為高血壓，而家庭血壓值在一三五／八五㎜Hg以上，二十四小時自由行動下血壓值則是在一三五／八〇㎜Hg以上，設定的標準較低。

由此可知，只是依賴醫療機構的檢測來掌握個人血壓的狀況是很困難的，因此最近也建議在家中進行血壓檢測，再依照這些血壓值來決定採取的治療方針，選擇降血壓藥。

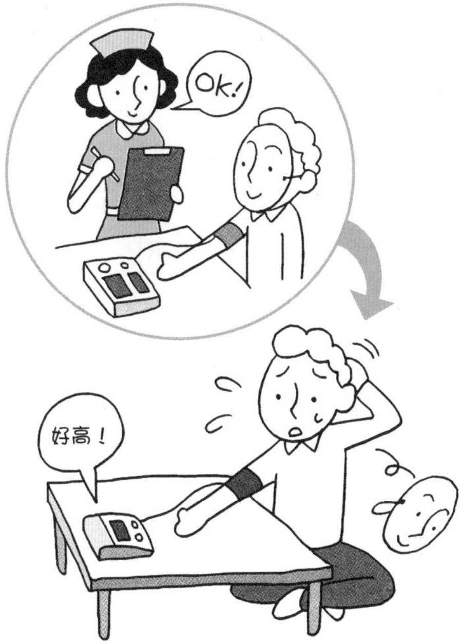

Q 隨著年齡增長，血壓也會跟著上升嗎？

A 在日本，六十五歲以上每三人中就有兩人罹患高血壓。

血壓上升的原因之一是動脈硬化。當動脈持續硬化，血管的內腔就會變窄，致使血流不順，造成血壓上升。

動脈硬化有程度上的差別，但隨著年齡也會漸漸惡化，甚至會出現血管喪失彈性、自律神經調節機能漸漸衰退等老化現象。尤其是像主動脈發生硬化，就會造成只有收縮壓太高的收縮期高血壓。

由於上述這些原因，隨著年齡增長，高血壓的比例也跟著增加。實際上，資料顯示在日本六十五歲以上每三人當中就有兩人是高血壓患者。

不過反過來想，每三人中就有一人沒有罹患高血壓，所以不應該因為這是老化現象就放棄治療。只要改正導致高血壓的生活習慣，就有辦法預防與改善。（參見第一〇四頁）

Q 幾歲開始需要注意高血壓呢？

A 男性三十至四十歲、女性停經後，皆是易罹患高血壓的年齡。

高血壓罹患率依年齡區分，男性從三十歲開始逐漸增加。這個年齡層的女性高血壓罹患率較低，男性則占半數，這個傾向一直持續到四十歲，女性則是從五十歲罹患率開始大增，原因是這個時期正好進入更年期停經的緣故。原本女性荷爾蒙有保持低血壓的功能，停經之後這個保護功能就消失了。

因此，前文才說高血壓罹患率激增的「高血壓年齡」，男性是在三十至四十歲之間，女性則是在五十歲以後。

儘管如此，高血壓還是會因為不當的日常生活習慣累積而發病。所以有很多案例是年輕時血壓值都在正常範圍內，上了年紀後還是會有高血壓。而兒童時期血壓就很高的人，直接演變成高血壓的機率非常高。因此，趁年輕時做好血壓管理才是最保險的。

尤其是家族中有高血壓患者的人，就有可能遺傳這種體質。因此，從兒童時期就要開始養成習慣，注意鹽分攝取量與不過胖。

到了「高血壓年齡」，定期做健康檢查、經常檢查血壓，才是保持健康之道。

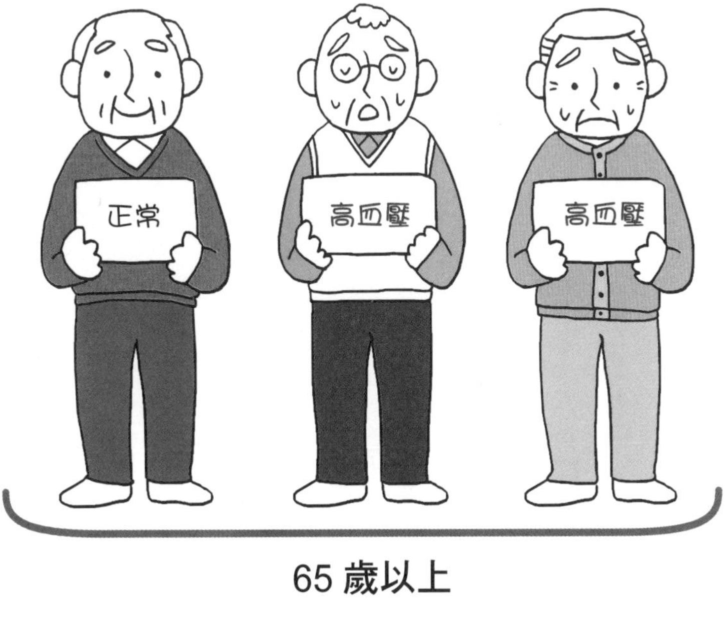

Q 低血壓不需要治療嗎？

A 除非症狀很嚴重，否則不需要治療。

低血壓沒有很明確的定義，指的就是血壓值持續偏低的狀態。其標準就是收縮期（最高）血壓一〇〇㎜Hg，舒張期（最低）血壓在六〇㎜Hg以下，慢性地顯現出來。

有明確原因導致的低血壓，稱為「次發性低血壓」。由於是重傷、出血過多等疾病所引發，因此只要治療致病原因的傷勢或疾病，低血壓狀態就會獲得解除。

而沒有明確原因的就叫做「原發性低血壓」，跟體質有很大的關係。症狀有頭暈、肩膀痠痛、失眠、注意力不集中、疲倦、心悸、呼吸困難等。

但是只要低血壓的症狀不是很嚴重，不一定需要治療。只要飲食多攝取鹽分與蛋白質，養成規律的生活，症狀即可解除。

需注意的是突然站起來時，血壓會急速下降而引起暈眩或昏迷，稱為「起立性低血壓」，是因為自律神經調節不良所引起。

尤其是老年人，因為降血壓藥的副作用引起的低血壓也不在少數，必須注意有可能引發腦梗塞、狹心症、心肌梗塞等病症。

常有人說「低血壓的人早上起不來」，這可能是因為疲倦或注意力不集中等症狀造成的現象而已，尚無法明確證明兩者的因果關係。

Q 最高血壓與最低血壓差距大，會有危險嗎？

A 這情形多發生在老年人身上，需要確實治療。

在老年人中經常看到一六五／七〇mmHg這種收縮期（最高）血壓與舒張期（最低）血壓相差很大的例子，主要原因是因為主動脈硬化的緣故。

當血液輸送到沒有彈性的血管當中，緩衝力變低，因此血壓就上升；而當不輸送血液時，血壓又急速下降。富有彈性的血管會隨著血流的變化調整柔軟度，一旦硬化，其變化會由血壓值反映出來，收縮期與舒張期的血壓差（脈差）就會變大。

試想鐵板打在身體上與橡膠板打在身體上時，身體所承受到衝擊程度的差異。這和打在硬板子上時力量會反彈是相同的。

有些人會認為，只要舒張期（最低）血壓值在標準範圍內就沒問題，其實是錯誤的觀念。

確實，影響到腦出血或心臟病主要是因為收縮期（最高）血壓較高。但是舒張期（最低）血壓與輸送養分到心臟的冠狀動脈相關，如果太低的話，會導致心臟缺血，結果就容易造成狹心症與心肌梗塞。所以，老年患者還是需要確實治療的。

Q 高血壓置之不理，一定會引起併發症嗎？

A 患有血壓高時，罹患腦中風、心肌梗塞、心臟病的機率也會提高。

一般人如果持續高血壓的狀態，對於血管與心臟會造成很大的負擔，理論上至少會引起動脈硬化與心室肥大。但是，這是不是又會演變成心肌梗塞呢？如果照顧得當的話，有時是可以避免的。

但是，根據經年累月地調查高血壓與腦中風、心臟病等的關係，已經可以很清楚地發現，血壓值越高就越容易引起上述這些疾病。根據估算，日本人平均收縮期（最高）血壓每減少二mmHg，腦中風的死亡機率就減少六％。

針對這個問題，嚴格來說不一定會引起相關的併發症，但是發作的機率是很高的。如果被診斷出患有高血壓，建議還是不可放任不管，應該確實接受治療，而且至少必須做到對不健康的生活習慣進行改善。

Q 懷孕期間易患的高血壓有哪些？

A 已提出新的妊娠高血壓定義與分類。

目前為止，懷孕期間伴隨著蛋白尿與浮腫，會引起「妊娠中毒症」。但是目前已清楚得知，導致妊娠中毒症的主要原因是高血壓，因此已正式提出「妊娠高血壓」的定義與分類。

妊娠高血壓的分類如下：

①妊娠高血壓——懷孕二十週後發生高血壓（一四〇／九〇mmHg），分娩後十二週即恢復正常者。

②子癇前症——懷孕二十週後發生高血壓、蛋白尿（三〇〇mg／天），分娩後十二週即恢復正常者。

③子癇症——懷孕二十週後首次發生痙攣者（非癲癇或次發性痙攣）。

④加重型子癇前症——懷孕前或懷孕未滿二十週即發生高血壓或蛋白尿等症狀，二十週後症狀惡化者。

像這種懷孕期間的高血壓治療，必須考慮到是否會影響胎兒。所以，建議首先嘗試非藥物療法。但是，若是屬於重度高血壓的患者，要持續受孕是很困難的。因此血壓值超過一四〇／九〇mmHg者，一般會立即採取降血壓藥來治療。

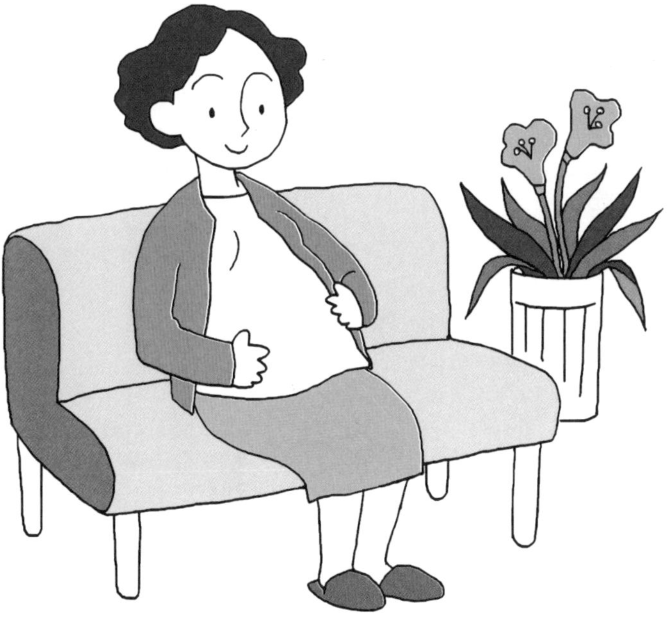

Q 小孩的血壓偏高，可以置之不理嗎？

A 應立即以改善生活習慣等做法來處理。

兒童高血壓幾乎都是屬於輕度，但也不能因此就置之不理。兒童的血壓會隨著年齡上升，基準值也會改變。若超出各年齡層的基準值（參見第二九頁），長大成人後演變成真正的高血壓的機率相當大，因此及早處理才是最重要的。

要改善兒童高血壓，主要做法要放在改善飲食及生活習慣上，而且絕大多數都是伴隨著肥胖而來，因此減重以回復到正常體重是重點。因為兒童正處於發育時期，不適合嚴格限制熱量，而是避免攝取高脂肪、高熱量的飲食和養成運動的習慣。

另一方面，若兒童已經到需要立即以降血壓藥治療的話，年紀越小屬於次發性高血壓的可能性就越大。也有很多是因為腎臟病引起，因此請務必在確實檢查之後做適當的治療。

Q 高血壓患者併發糖尿病時，需注意哪些事項？

A 變成心肌梗塞等病症的風險增高，必須努力改善生活習慣。

糖尿病是一種胰島素功能低下的疾病。由於胰島素負責將血液中的葡萄糖送到細胞內，若其功能不佳，血液中的葡萄糖就會過剩（血糖值升高）。

糖尿病又分為：完全不分泌胰島素的1型糖尿

病；胰島素分泌量少導致功能不佳的2型糖尿病。其中與高血壓相關的是2型。據報告顯示，與非2型糖尿病患者相較之下，2型糖尿病患者的高血壓發病機率較高。

目前普遍認為原因有以下三者：

①血糖值高，血液滲透壓也高。因此，為了稀釋，水分就會進入血管內，使得血液循環量增加。

②血糖值高，腎臟再吸收的鈉分量增多，結果血液循環量就增加。

③對於會促使血壓上升的腎上腺素與血管張力素II的敏感度較高。

其他尚有糖尿病容易引起腎功能障礙，血管也因此容易硬化。

事實上，併發這些疾病的人不在少數，也因此引發心肌梗塞等血管障礙的風險非常高。為了防患未然，應藉由改善生活習慣排除肥胖、壓力、運動不足、抽菸等危險致病因子。

耐糖能異常等級別的腦梗塞與缺血性心臟病的發病率

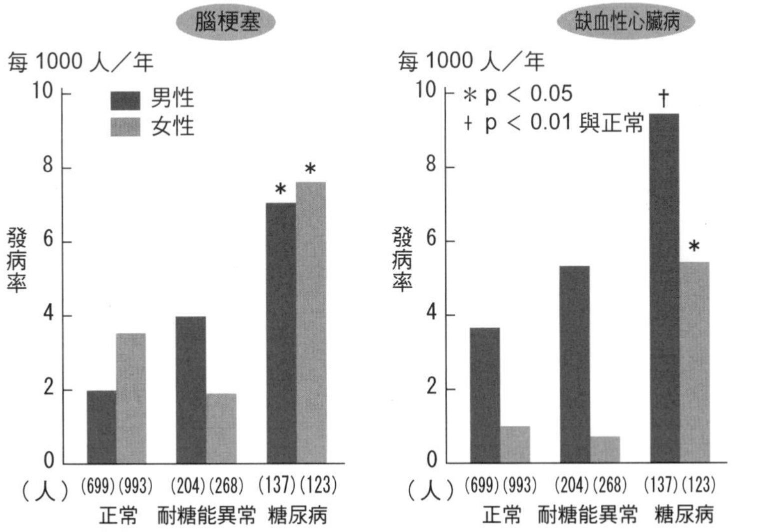

＊†：比正常多
以久山町（福岡縣）40～70歲的2424人為對象－1988～96年－（藤島政敏等）

Q 次發性高血壓最主要的病症是什麼？

A 是因腎功能障礙引起的腎性高血壓。

高血壓分為發病原因不明的原發性高血壓，與可清楚掌握致病原因的次發性高血壓。次發性高血壓約占高血壓患者的一〇%，其中因腎功能障礙引起的腎性高血壓又占全體患者的五~七%。

因為高血壓患者大幅接受治療，併發腦中風、心臟病等疾病而死亡的比例已大幅減少，但末期腎衰竭的併發病例卻不斷增加。

二〇〇二年針對曾採取透析療法的患者進行調查，造成次發性高血壓的病因，第一名為糖尿病性腎臟病，慢性腎絲球腎炎、腎硬化則緊接在後。這些慢性腎病患者多數都發生高血壓，而高血壓又使得腎功能障礙更加惡化，就這樣陷入惡性循環中。

無論如何，早期治療都是最重要的。如果懷疑已罹患腎臟病，最好立刻接受專門醫師的治療。

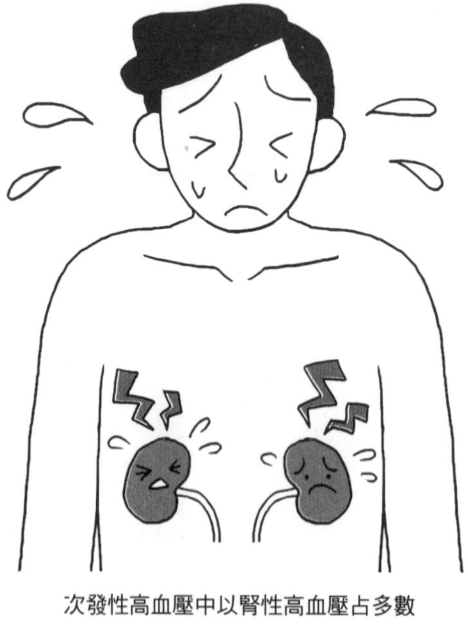

次發性高血壓中以腎性高血壓占多數

第 2 章

高血壓的檢查與診斷

了解檢查的進行方式與診斷方法

診斷前的檢查流程

由於高血壓沒有明顯的症狀，通常都是在做健康檢查或是在短期住院檢查中被指稱「血壓很高」時，才會接受進一步檢測。如果因為毫無症狀而置之不理，就會招致各種併發症。因此，一旦懷疑罹患高血壓時，一定要接受進一步的檢查。

檢查有分基本體能狀態檢查、是否有後遺症，以及懷疑是次發性高血壓時接受的精密檢查。

基本檢查項目包括：問診→診視→量血壓→肥胖度測定→尿液檢查、血液檢查、眼底檢查、心電圖、胸部X光。這種一般檢查叫做「篩選檢查」，目的是為了收集基本資料，每個受檢者都要接受這些檢查。

依此結果若診斷出並無明確的病因或併發症，就要接受指導進行改善飲食與生活習慣。

但是，若屬於重度高血壓、併發症或懷疑有可能為續發性高血壓時，就必須再進行更詳細的檢查。

小知識

篩選檢查

這類檢查是為了診斷疾病所進行的基本檢查。不只是針對高血壓，對於任何疾病都是適合採行的基本檢查。

問診

醫師通常可藉由問診的過程，得知患者是否有高血壓的症狀。一般來說，都是先請病患填寫問診單，之後再以此作為依據進行。這時，患者會被問到的問題包括目前是否有任何疾病、過去的病例，以及家族內是否有人罹患高血壓、心臟病、糖尿病，飲食、生活習慣等。為了盡可能正確地傳達，也可事先做筆記。

診視

醫師與患者接觸，確認身體狀態。

藉聽診檢查心臟或血管有無雜音。

藉觸診觸摸身體，檢查腎臟或肝臟是否腫脹、足部有無浮腫等。

問診單

患者編號 姓名 出生年月日 性別 初診日期	**問診單** ・門診預診單・此單是為了更精確的為各位診療，具有相當的參考價值。 ・診療時主治醫師會再次詳細詢問，請利用等待時間簡單填入以下問題。

1. 現在困擾你的是哪些部分？
______

2. 大約是何時發覺的？
（　天前，　個月前，　年前）

3. 到目前為止的情形變化？
請在□處勾選出最適當的情況。
□ 沒有什麼變化。
□ 每天會有些微不同。
□ 逐漸惡化。
□ 雖漸漸好轉但仍會介意。

4. 有到其他醫院看診過嗎？ □有 □沒有
在那所醫院得到什麼診斷呢？
______
（　醫院，　科）

5. 目前有服用任何藥物嗎？ □有 □沒有
・若勾選『有』，知道藥物名稱嗎？______
・服用藥物之後身體狀況如何？
□有好轉 □沒有改變 □病情惡化

6. 過去曾有因藥物而產生過敏等副作用的經驗嗎？
□有 □沒有
・若勾選『有』，是什麼狀況？
______
______
______

7. 過去曾經罹患重大疾病或接受手術嗎？
□有 □沒有
若勾選『有』，是什麼時候？

8. 家人或親戚中曾有人罹患下列疾病嗎？是誰呢？
□心臟病（　）
□高血壓（　）
□肝炎（　）
□結核（　）
□癌症（　）
□糖尿病（　）
□腦中風（　）
□氣喘・過敏（　）
□其他（　）

9. 是否飲酒？
□是 □否 □已經戒了
若勾選『是』……
・從（　）年前開始喝酒。
・最近平均（　）次/週，喝（　）酒，（　）mℓ。
是否抽菸？
若勾選『是』……
・從（　）年前開始抽菸。
・最近平均抽（　）根/天。

10. 身高　cm/ 體重　kg
最近體重□增加 □減少

11. 其他想請教醫師的事情，趁還沒忘記先寫下來。
◆______
◆______
◆______
◆女性患者，現在可能懷孕時請勾選……□

視診則是觀察臉部、頭部、眼底、眼皮腫脹等的狀態。

測量血壓

血壓會因為各種因素而經常變動，因此測出正確的血壓值是很重要的。其測定方法則根據國際標準，說明如下。

- 使用足以信賴的測量機器。
- 以坐或仰躺的姿勢在輕鬆的狀態下測量。
- 測量位置則是在上臂中央與心臟相同高度的位置。
- 測量前避免飲食、入浴、運動、抽菸等。
- 在有適當溫度調節的地方進行測量。

在這些條件規範下，加上不同的日期、相同的時間點，每回量三次取平均值為其血壓值。

但通常在醫療機構測得的血壓值與居家測得的血壓值是不同的。在診療室測得的血壓比居家測量的高時，一般稱為「白袍高血壓」，反之則稱為「隱性高血壓」。

測定肥胖程度

肥胖，也是導致罹患高血壓的主因之一。

測定肥胖程度的方法有判斷身高與體重是否均衡的ＢＭＩ（身體質量指數），和判定皮下脂肪型肥胖或內臟脂肪型肥胖的腰臀比例測量。

小知識

醫療機構的血壓測量

醫療機構是使用較精準的水銀血壓計量血壓。

在上臂與心臟相同高度的地方套上腕套，一邊聽手肘內側上臂動脈的聲音，一邊將空氣打入腕套中，利用壓力讓水銀柱上升。在腕套的壓迫下，當氣壓比收縮期血壓高時，上臂動脈血流就會中斷，之後就開始慢慢排掉空氣。當腕套壓力回復到與收縮期血壓相同時，血液會再次流通，亦可再次聽見聲音，此時壓力即收縮期血壓。再繼續排放空氣的話，聲音就會消失，此時壓力即舒張期血壓。

BMI（身體質量指數）

判定	太瘦（體重過輕）	普通	肥胖 I 度	肥胖 II 度	肥胖 III 度	肥胖 IV 度
BMI	18.5 以下	18.5 以上 25.0 以下	25.0 以上 30.0 以下	30.0 以上 35.0 以下	35.0 以上 40.0 以下	40.0 以上

日本肥胖學會（1999 年）資料提供

$$\text{BMI} = \frac{\text{體重（kg）}}{\text{身高（m）} \times \text{身高（m）}}$$

標準體重（kg）＝身高（m）×身高（m）×22

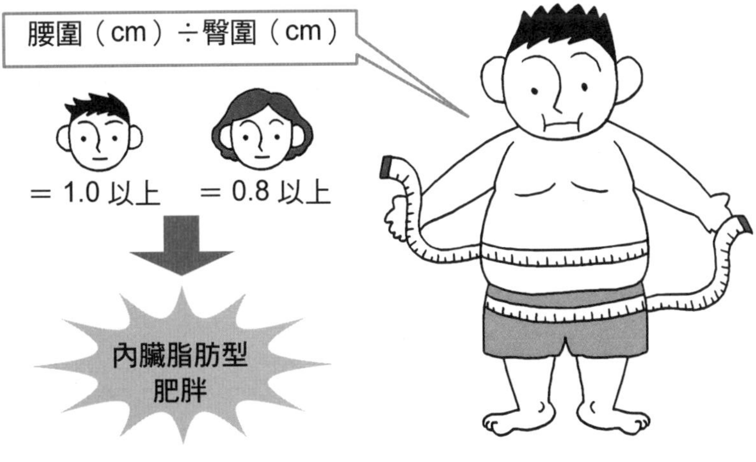

小知識

確實回答醫師的問題

問診是醫師為了要取得症狀或疾病相關資訊的重要程序。當中有些問題可能會觸及個人隱私，但醫師有保守祕密的義務，因此病患必須信賴醫師，確實回答問題（參見第九四頁）。

腰臀比例的計算方式

腰圍（cm）÷臀圍（cm）＝〇・七以下時，不分男女都屬皮下脂肪型肥胖；而男性一・〇、女性〇・八以上時，則屬內臟脂肪型肥胖。

從驗尿得知腎臟的健康狀況

尿液是腎臟過濾後，不要的物質與水分一起排出的東西。因此身體的健康狀況，特別是腎臟機能的資訊都包含在內。驗尿會檢查尿蛋白、潛血反應、尿沉渣、尿液量、尿比重、尿糖等數值。

尿蛋白

檢查尿液中蛋白質含量的方法有定性檢查與定量檢查。當腎臟細胞出現異常時，蛋白質會增多，因此是得知腎臟機能障礙的重要線索。

定性檢查使用試紙，藉觀察試紙顏色的變化檢查有無蛋白質。如果做定性檢查後判定為異常，就必須確認一天的尿液量含有多少蛋白質，進而進行定量檢查。

疲勞或感冒時也會使蛋白質變多，因此不能因為出現一次異常值就判定，必須確認是否持續出現。

潛血反應

檢查尿液是否含血，有助於觀察腎臟機能。即在尿液中加入藥劑，再依其變化來判斷。

小知識

腎病變症候群

這是指尿液中蛋白質含量多、全身浮腫、血液中蛋白質減少、血液中脂質增加等症狀的總稱。

通常都會伴隨著腎臟病出現，有時也會於糖尿病、膠原病或懷孕的時候併發。

尿沉渣

是指將尿液裝入試管中，再以離心機搖晃，然後用顯微鏡觀察沉澱的細胞或結晶等的檢查。移動視野計算紅血球與白血球的數量以確認是否帶有細菌，這是判斷腎臟病種類的線索。

尿液量、尿比重

這是確認一天的尿液量與尿液比重（尿液中水分與水分以外成分的比例）的檢查。以尿液量是否異常來判斷腎衰竭、尿崩症。比重異常時，則有可能是腎病變症候群或脫水狀況等。

尿糖

對於尿糖的檢驗，可以採用定性檢查，檢測尿液中是否含糖。首先，用試紙浸在尿液中，再以顏色變化來判斷，等定性檢查後確認為異常時，再進行定量檢查。這有助於提早發現糖尿病、庫欣氏症候群等病症。

尿液檢查的正常值

檢查名稱			正常值	單位	可能疾病（代表例）
尿液檢查	尿蛋白	定性檢查	陰性（－）		腎功能障礙 腎臟炎
		定量檢查	130.0mg 以下	一日量	
	潛血反應		陰性（－）		
	尿沉渣	紅血球	1	個／視野	
		白血球	2	個／視野	
		細菌	0	個／視野	
	尿液量		500～2000dℓ（女性略少）	一日量	
	尿比重		1.002～1.030		
	尿糖	定性檢查	陰性（－）		糖尿病 庫欣氏症候群
		定量檢查	1g 以下	一日量	

小知識

尿糖

尿液中原本就不含糖分的。當尿液中出現糖分時，是因為血液中的葡萄糖過多。當一分升（dℓ）中的血糖值超出一六〇～一八〇mg時，就會隨尿液排出來。

但因個人差異，這個數值也會不同。有人一dℓ中血糖值超過一〇〇mg時就會排出，也有人即使到了一八〇mg還是不會排出。因此，只以尿糖來判斷糖尿病是很危險的，應該每年接受一次血糖值檢查才能放心。

從血液檢查檢測高血壓或相關併發症

血液是身體狀態情報的重要資料庫

當血液在人體內循環運送氧氣與養分的同時，也發揮了回收組織老廢物質的功能。因此，血液中含有許多與身體健康狀況相關的資訊。因此，無論針對任何疾病，目前都會以血液檢查作為基礎檢查項目。

檢查血液中的成分與所含物質，對於高血壓的狀態與有無併發症，皆可詳細了解。

驗血的檢查分為兩類：檢查整體疾病的「血液常規檢查」，與檢查高血壓的「血清生化檢查」。

血液常規檢查

所謂「血液常規檢查」是檢查一mm^3的血液中紅血球、白血球、血小板的數量，以及一dℓ中的血紅素含量。可以由紅血球與血紅素量得知受檢者是否患有貧血。此外，如果此數值過高，則代表血液黏稠。

當白血球數值偏高時，可能身體有發炎現象，而數值低則表示免疫力低。

小知識

白血球

其主要作用是攻擊侵入體內的細菌與病毒，並將之消滅。

如果白血球數值低的話，就表示免疫力較差。若此數值較高時，表示白血球正在身體的某個部位「與敵人對抗」，因而有發炎或異常等現象。

血液檢查基準值

分類	檢查名稱		基準值	單位	可能疾病（代表例）
常規檢查	紅血球數（RBC）	男 女	427 萬～570 萬 376 萬～500 萬	個／mm^3	貧血
	血紅素量（Hb）	男 女	13.5～17.6 11.3～15.2	g/dℓ	
	白血球數（WBC）	男 女	3900～9800 3500～9100	個／mm^3	感染病
	血小板數	男 女	13.1 萬～36.2 萬 13.0 萬～36.9 萬	個／mm^3	紫斑病 肝功能障礙
血清生化檢查	電解質	鈉（Na）	136～147	mEq/dℓ	原發性留鹽激素症 腎功能障礙等
		鉀（K）	3.6～5.0	mEq/dℓ	
		鈣（Ca）	8.7～10.1	mg/dℓ	腎功能障礙等 骨代謝異常
	血糖（PG）		70～109（空腹時）	mg/dℓ	糖尿病、胰臟炎
	總膽固醇（T-Cho）		150～219	mg/dℓ	狹心症 心肌梗塞 高血脂症
	HDL 膽固醇（HDL-C）	男 女	40～86 40～96	mg/dℓ	
	中性脂肪（Triglyceride; TG）		50～149	mg/dℓ	
	肌酸酐（Cre）	男 女	0.61～1.04 0.47～0.79	mg/dℓ	腎功能障礙
	尿酸（UA）	男 女	3.7～7.0 2.5～6.0	mg/dℓ	腎功能障礙 痛風
	總蛋白質（血清蛋白總量；TP）		6.7～8.3	g/dℓ	腎功能障礙 肝功能障礙
	白蛋白（Alb）		4.0～4.9	g/dℓ	
	胺基轉移酶	GOT（AST） GPT（ALT）	10～40 5～40	IU/ℓ	肝功能障礙
	γ-GTP（γ-麩胺醯轉移酶）		男 70 歲以下 女 30 歲以下	IU/ℓ	

※因醫院不同，基準值亦有不同。即使些微高於或低於基準值，也不代表一定是異常。疾病診斷須綜合各項觀察來進行。

血清生化檢查

●電解質

檢驗血清中的鉀、鈉、鈣的數值，以確認腎臟機能障礙及荷爾蒙分泌異常等症狀。

尤其當鉀含量過高時，就可能是罹患腎臟方面的疾病，若含量太低的話，則可能是罹患原發性留鹽激素症（參見第四六頁）。

●血糖

檢驗血液中的糖分（葡萄糖），是判斷是否罹患糖尿病時所需做的檢查。

檢查項目包括：依到達醫院時間測量出的飯後血糖，與空腹時測出的空腹時血糖。當飯後血糖值在二〇〇mg／dℓ以上、空腹血糖值在一二六mg／dℓ以上時，即可判斷為糖尿病。

●總膽固醇

●ＨＤＬ膽固醇（良性膽固醇）

●中性脂肪

當總膽固醇與中性脂肪過高時，就會促使動脈硬化。而ＨＤＬ膽固醇有預防動脈硬化的效果，如果此數值過低時，也會引發動脈硬化。

總膽固醇、中性脂肪與ＨＤＬ膽固醇三個數值是判斷狹心症、心肌梗塞、高血脂症的重要依據。

●肌酸酐（Ｃｒｅ）

●尿酸（ＵＡ）

肌酸酐與尿酸都是蛋白質分解後形成的廢物。一般會隨著尿液排出體外，因此若此數值過低，就應該懷疑為腎臟機能低下。這些數值有助於了解痛風、

小知識

痛風

痛風是血液中尿酸變高，尿酸鹽沉積在關節引起發炎的一種疾病。好發於腳掌大拇趾根部，會引起劇烈疼痛。

尿酸是嘌呤體代謝出的物質。每個人體內都有固定含量，如果含量偏高就會結晶沉積在關節處。

若要預防或改善病症，必須控制酒精（尤其是啤酒）的攝取，充分補充水分。另外，較不劇烈的有氧運動、消除壓力等也能發揮效果。

高血壓等病症的罹病原因。

●總蛋白質（TP）

●白蛋白（Alb）

白蛋白是蛋白質的一種。若患有腎功能障礙或腎病症候群，白蛋白的數值就會偏低。

●〈胺基酸轉移酶〉GOT（AST）／GPT（ALT）

●γ-GTP（γ-麩胺醯轉移酶）

前述兩項都是存在於肝臟細胞中的酵素。當患有肝功能障礙時，數值就會偏高，尤其是當GOT與GPT正常，但是γ-GTP值卻偏高時，可能是肝臟因酒精受損。

肝臟與高血壓並無直接關係，但服用降血壓藥會引起肝功能障礙，因此需做定期檢查。

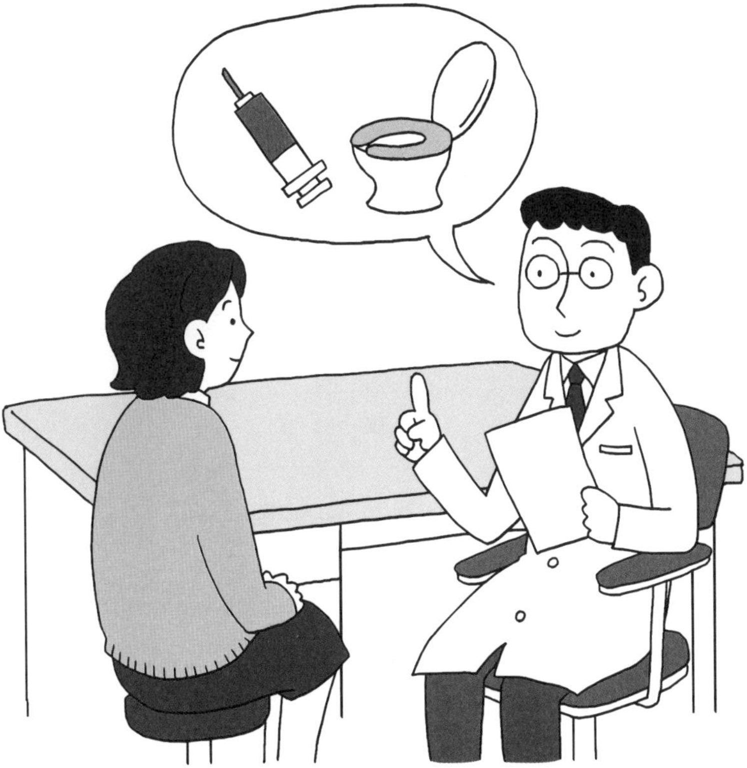

眼底檢查、心電圖、胸部X光

眼底檢查、心電圖、胸部X光這三類檢查項目，比尿液檢查、血液檢查還花時間，但卻是高血壓的篩選檢查中很重要的項目。

眼底檢查

眼底檢查是利用附有攝影機的特殊裝置，檢查眼睛視網膜狀態。若患有高血壓，會出現視網膜（眼底）血管收縮、出血、出現白色斑點、視神經乳頭浮腫等症狀。

眼底檢查可用來準確判斷動脈硬化、腎臟的健康情況。

檢查時先點上散瞳劑讓瞳孔擴散，再以檢查儀器的鏡頭進行攝影。

這項檢查只需要幾分鐘的時間就可結束。但散瞳劑的效用會持續三十分鐘到一小時，眼睛會畏光，因此檢查後應避免開車或騎車。

心電圖檢查

心電圖檢查是記錄心臟發出的電氣訊號，並觀察跳動的狀態。

檢查時會在心臟上方皮膚裝上電極，再用稱為心電計的裝置記錄在紙上，一邊觀察螢幕影像一邊檢查。

小知識

使用散瞳劑注意事項

開始做眼底檢查前要點上散瞳劑，但這藥水有可能造成青光眼。因此，正在治療青光眼或過去曾經罹患青光眼的人，一定要在檢查前告知醫師。

如果心臟沒有問題，心電圖的波形將會規律整齊地被記錄下來。由此波形或不規律的方式可以診斷出心室肥大、狹心症、心肌梗塞、心律不整等心臟疾病。

心電圖又可分為以下兩類：仰躺在床上時測量的「靜止心電圖」，與邊上下樓梯或踩腳踏車時所測量的「運動心電圖」。

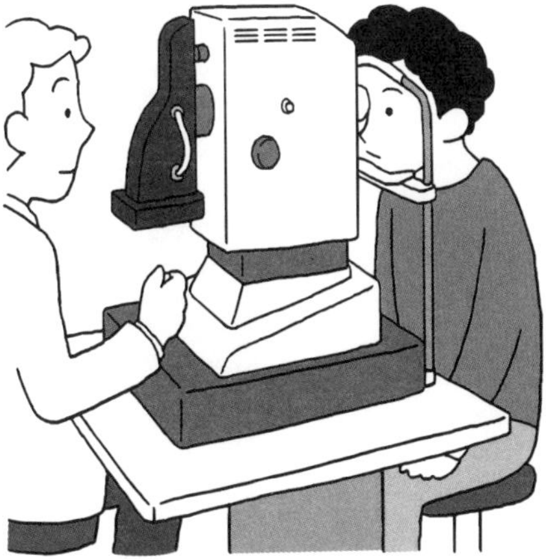

●胸部X光檢查

進行胸部X光攝影時，可以確認心臟大小、形狀、位置、主動脈與肺臟的健康狀況。

這項檢查可以診斷出心室肥大、心臟衰竭、胸部主動脈瘤等與高血壓相關的疾病，以及其他的肺部疾病等。

心電圖波形

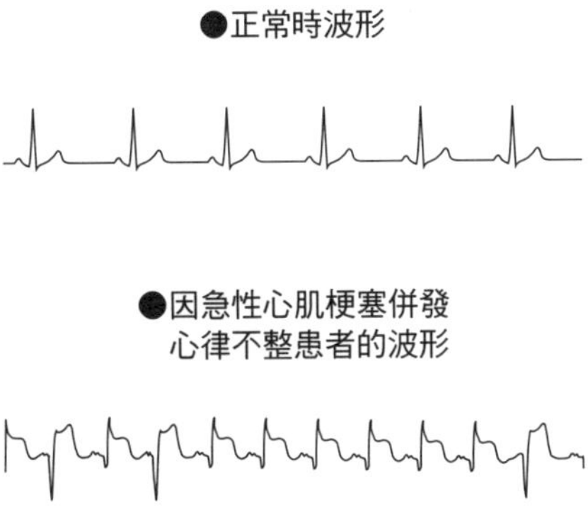

小知識

心律不整

正常人的心臟收縮每分鐘五十至八十次，以規律的節奏進行。心律不整則是指脈搏忽快忽慢、不規則跳動的狀態，且會因狹心症、心肌梗塞、先天性心臟病等心臟病引發，其他尚有甲狀腺機能亢進等荷爾蒙異常病症也是致病的原因。有時也會因心臟病或高血壓用藥而引起。

一般檢查結果被懷疑為次發性高血壓的做法

當一般檢查（篩選檢查）的結果疑似為次發性高血壓或有併發症的時候，受檢者必須進行更精密的檢查，以確實了解個人的健康狀況。

檢查的項目包括了荷爾蒙檢查、肌酸酐廓清率檢查、CT斷層掃描、超音波檢查（ECHO），其他項目還有MRI、MRA、血管攝影、靜脈性腎盂攝影等。

按照需求進行上述檢查，可找出造成高血壓的病因或併發症，以決定最後的治療方針。

荷爾蒙檢查

此項檢查是檢測血液與尿液中的荷爾蒙量，是得知導致高血壓疾病的依據之一。

例如，原發性留鹽激素症（參見第四六頁）是因為血液中的留鹽激素過高、腎素過低，腎血管性高血壓則是血液中腎素過高所引發。罹患庫欣氏症候群時，血液中的皮質醇含量會變高；罹患褐色細胞腫時，血液與尿液中的兒茶酚胺值會偏高。

小知識

肌酸酐

肌酸肝是由肌肉分解出來的物質，以一定的速度產生，經由腎絲球排至尿液中。因此，當腎臟機能降低，尿液排泄量減少時，就會積存在血液中。

肌酸肝廓清率是由血液與尿液中的肌酸酐濃度及尿液量計算出，若數值偏低，就可能是腎臟的腎絲球過濾機能低下。

懷疑為次發性高血壓時所進行檢查的基準值

<table>
<tr><th colspan="2">檢查名稱</th><th>檢體</th><th>基準值</th><th>單位</th><th>可能疾病（代表例）</th></tr>
<tr><td colspan="2">留鹽激素</td><td>血液</td><td>35.7～240</td><td>pg/mℓ</td><td>原發性留鹽激素症</td></tr>
<tr><td colspan="2">腎素</td><td>血液</td><td>0.3～2.9</td><td>ng/mℓ／小時</td><td>原發性留鹽激素症
腎血管性高血壓</td></tr>
<tr><td rowspan="3">兒茶酚胺</td><td>腎上腺素</td><td rowspan="3">血液（尿）</td><td>100 以下
（3.4～26.9）</td><td rowspan="3">pg/mℓ
（μg／日）
mℓ</td><td rowspan="3">褐色細胞腫</td></tr>
<tr><td>正腎上腺素</td><td>100～450
（48.6～168.4）</td></tr>
<tr><td>多巴胺</td><td>20 以下
（365.0～961.5）</td></tr>
<tr><td colspan="2">皮質醇</td><td>血液</td><td>4.0～18.3</td><td>μg/dℓ</td><td>庫欣氏症候群</td></tr>
<tr><td colspan="2">肌酸酐廓清率</td><td>血液</td><td>80～200</td><td>mℓ／分</td><td>腎功能障礙</td></tr>
</table>

※因醫院不同，基準值亦有不同。即使些微高於或低於基準值，也不代表一定是異常。疾病診斷須綜合各項觀察來進行。

肌酸酐廓清率檢查

確認腎臟腎絲球機能的檢查。檢驗血液中肌酸酐的濃度，並採集一天尿液量以檢驗尿液中的肌酸酐濃度。

尿液量×尿液中肌酸酐濃度＝肌酸酐量，以此除以血液中的肌酸酐，即可得知肌酸酐廓清率。當腎絲球機能低下時，這個數值就會降低。

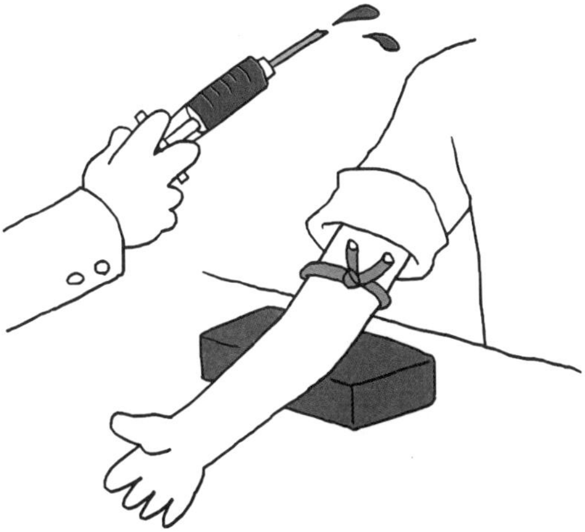

CT斷層掃描

CT斷層掃描是指用X光照射人體器官及組織，將影像用電腦處理後進行檢查。

CT斷層掃描的目的，主要是檢查造成原發性留鹽激素症、庫欣氏症候群等病症致病原因的腎上腺皮質異常、褐色細胞腫等症狀。

超音波檢查（ECHO）

超音波檢查是用高周波數的音波對準想要檢查的部位，將反射回來的反射波用電腦影像處理的一種影像診斷法。無痛、對身體沒有影響，是很簡單的檢查。用以檢查腎臟、腎上腺皮質的狀態、褐色細胞腫等。

MRI・MRA

MRI叫做「磁振攝影檢查」，是一種將器官轉化為立體影像的高科技檢查技術。可以任意將人體縱、橫、斜切面組織影像立體化，比CT斷層掃描更能清楚得知器官與血管的健康狀況。

除了高血壓以外，也使用在各種疾病檢查。機器操作時聲音會有點刺耳，但只要患者躺下、短時間內即可完成檢查，不會產生不適。

MRI主要用以檢查腎上腺皮質組成、腫瘤、褐色細胞腫等。

MRA（磁振血管攝影術）是描繪出腦內血管，使用顯影劑進行血管攝影的檢查技術。雖無法將細微的血管完全呈現，但對身體影響小，門診即可進行。

小知識

MRI的原理

人體約有百分之九十是由水組成。形成水分的氫原子核有微弱的磁場，人體一碰到磁氣，含有氫的器官就會產生些微的震動（共鳴）。MRI便是一種應用磁場與磁氣的原理，以電腦解析其動作化為影像的檢查技術。

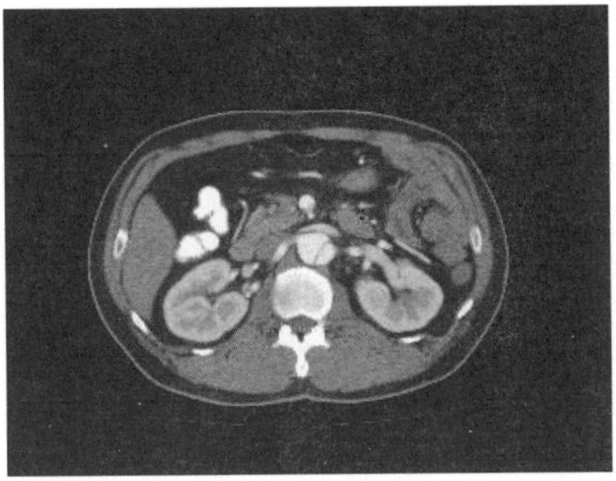

腹部 CT 斷層掃描影像

在身體腎臟高度橫切的影像。左右的腎臟都很清楚地呈現出來。

三次元 CT 斷層掃描影像

以電腦重建立體影像。描繪出肋骨與腎臟，並可看出主動脈剝離。

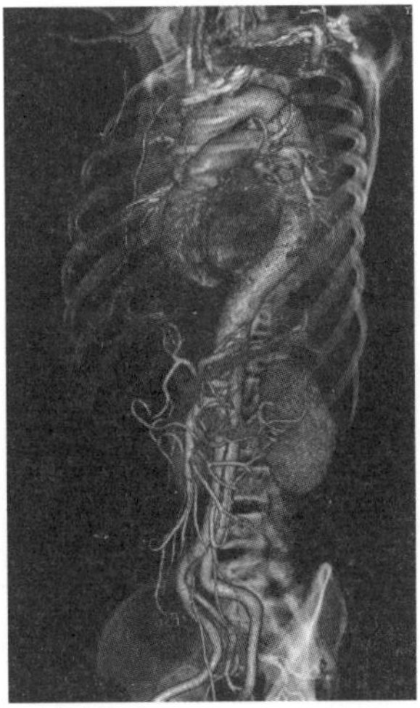

心臟超音波影像

可以得知心臟構造（型態）與機能（動作）。由此圖可看出左心室、左心房、主動脈的斷面。

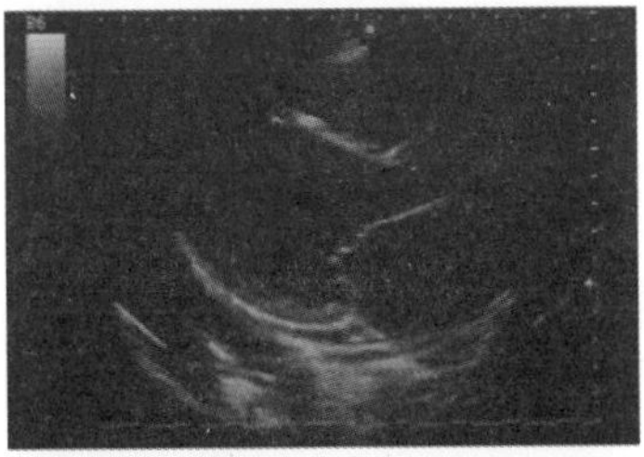

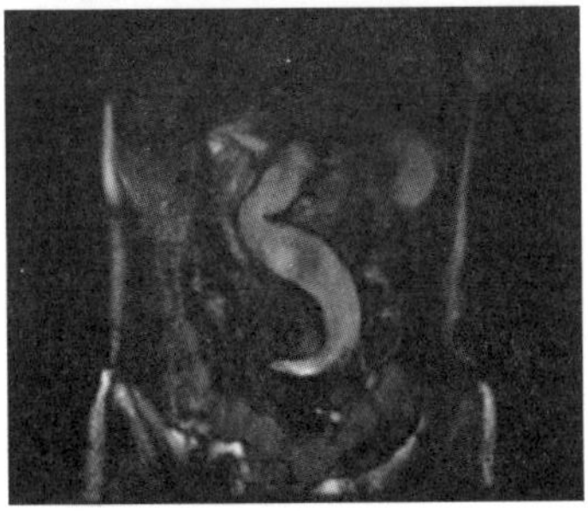

腹部 MRI 影像

與 CT 斷層掃描不同，MRI 可以看到人體的縱切面，確認腹部主動脈的情形。

資料提供／東京大學醫學部附設醫院

血管攝影

這是指在動脈或靜脈血管插入寬一・五～二mm的導管，注射顯影劑，並以X光攝影進行檢查。主要是用來檢驗造成腎血管性高血壓（參見第四六頁）致病因，包括腎動脈狹窄、腎上腺皮質組成、腫瘤、狹心症、心肌梗塞等。

靜脈性腎盂攝影

這項檢查是從靜脈以點滴注入顯影劑，之後分別於每五分鐘、十分鐘、十五分鐘用X光進行攝影。

一般的X光檢查無法得知尿管等組織的狀況，但注入顯影劑後就可得到清楚的影像。

腎臟機能低下時，即使注入顯影劑

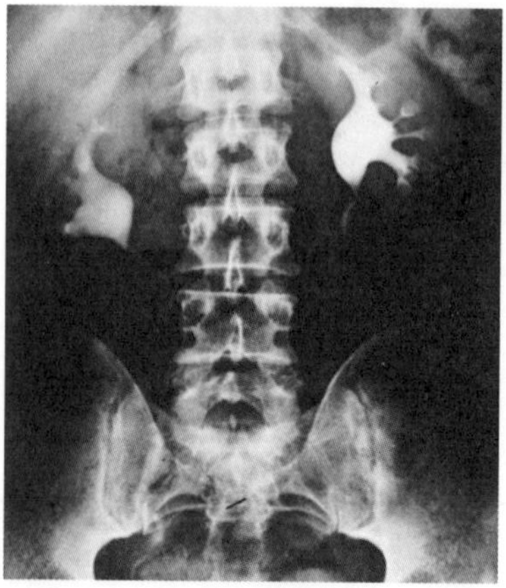

資料提供／東京大學醫學部附設醫院

靜脈性腎盂攝影

顯影劑由手腕靜脈注入，經由腎臟排泄到尿液中。由影像可確認顯影劑積存在腎盂當中。

血管攝影

這是拍攝冠狀動脈的影像。用氣球使狹窄的冠狀動脈（左下圖）擴張（右下圖）。

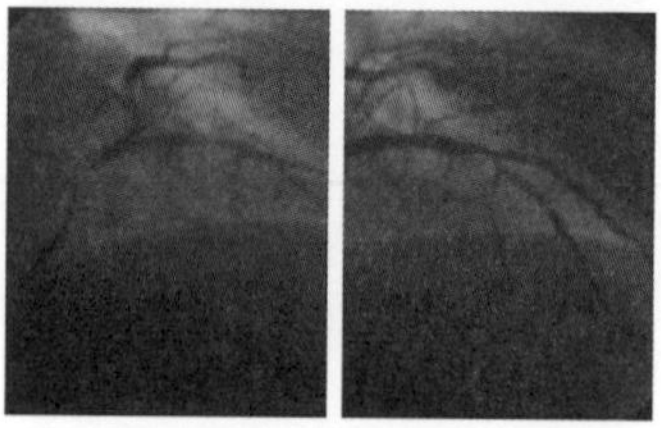

小知識

顯影劑

顯影劑是屬於碘類的藥劑，因此對碘過敏，或因腎臟負擔增加而使腎臟機能低下的人，不能接受使用顯影劑的檢查項目。

攝影，會有三分鐘左右看不到影像，要花十五分鐘影像才會顯現。若為正常腎臟，則注入顯影劑後立刻會出現影像。所以是診斷腎血管性高血壓、囊胞腎很有效的檢查法。

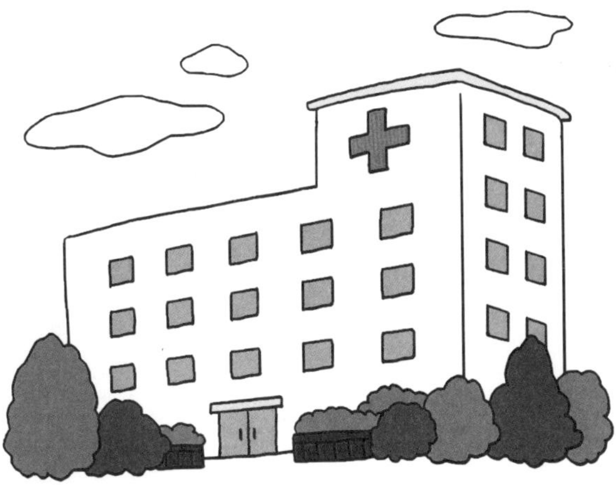

懷疑罹患次發性高血壓所進行的影像檢查

檢查種類	檢查方式	檢查內容	可能疾病（代表例）
CT 斷層掃描	用電腦與X光組合，可取得人體切面圖的檢查	腎上腺皮質的腫瘤過度增生 褐色細胞腫	原發性留鹽激素症 庫欣氏症候群 褐色細胞腫
超音波檢查（ECHO）	利用人類聽不到的高周波數音波檢查	腎上腺皮質的腫瘤過度增生 褐色細胞腫 腎臟的血液與狀態	原發性留鹽激素症 庫欣氏症候群 褐色細胞腫 腎血管性高血壓
MRI	利用磁氣取得人體的縱、橫、斜切面影像	腎上腺皮質的腫瘤過度增生 褐色細胞腫	原發性留鹽激素症 庫欣氏症候群 褐色細胞腫
靜脈性腎盂攝影	將顯影劑注入靜脈以X光攝影檢查	腎臟機能低下	腎血管性高血壓 囊胞腎
血管攝影	將顯影劑注入動脈或靜脈中的導管，以X光攝影檢查	腎動脈狹窄 腎上腺皮質的腫瘤過度增生	腎血管性高血壓 原發性留鹽激素症 狹心症

小知識

囊胞腎

這是一種腎臟內產生大小囊胞（含有液體的袋狀物）的疾病。若囊胞變大，會壓迫到周圍組織，引起腎臟機能低下；若病況持續惡化，就會引起尿毒症。

主要症狀包括腰背疼痛、噁心、食慾不振、血尿、蛋白尿、血壓上升等。

何時開始治療高血壓？

衡量血壓值是否會有併發症或危險因子後進行治療

如果罹患的是其他疾病引起的次發性高血壓，必須優先治療引發此類型高血壓的疾病。

然而，致病原因不明的原發性高血壓什麼時候才需要開始治療呢？

血壓依其數值高低，可分為正常血壓、正常高值血壓、輕度高血壓、中度高血壓、重度高血壓（參見第二五頁）。治療高血壓應該要從正常高值血壓（收縮期血壓一三〇～一三九mmHg／舒張期血壓八五～八九mmHg）開始。

這必須先衡量患者本身是否有糖尿病，心臟、腎臟、腦部併發症，血管眼底異常等器官障礙，或造成心血管疾病的危險因子——抽菸、高膽固醇血症、高齡（男性六十歲以上，女性六十五歲以上）等，或是家族中是否有狹心症、心肌梗塞的青少年併發症病史。再依此分類，分為低危險群、中危險群、高危險群、重度高血壓（一八〇／一一〇mmHg以上），並決定治療方針。此外，如果家族中有心血管疾病病史，血壓正常

小知識

量身訂做的治療方針

高血壓的治療必須依血壓的高低及風險進行綜合判斷，階段性地進行治療。例如，改善生活習慣（非藥物療法）大約持續一年，若達到血壓下降的目標就持續進行並觀察。但若血壓居高不下，就要開始服用降血壓藥。血壓狀態與風險大小因人而異，依個人體質建立適當的治療方針才是最理想的。

者每年亦須測量血壓一到二次。

高血壓兩大治療方法——改善生活習慣與按時服用降血壓藥

治療高血壓得做到改變不健康的生活習慣，對於可降低血壓的飲食、運動、生活上的注意事項等進行改善，這是每個高血壓患者必須做到的。

一般低、中危險群患者光是進行生活習慣的改善，血壓值就可恢復正常。若依此做法仍無法使血壓下降時，就要服用降血壓藥（參見第一八五頁）。

此外，若高危險群者血壓雖低，卻已發現器官障礙時，一開始就必須進行降血壓藥治療。

低、中、高危險群與心血管意外發生率

低危險群	中危險群	高危險群
輕度高血壓(140～159/90～99mmHg)包含無其他危險因子的55歲以下男性，與65歲以下女性。往後10年內發生主要心血管疾病的絕對風險，一般是15%以下。	血壓值或危險因子範圍廣闊，血壓不高但卻帶有多重危險因子的患者，然而也包含血壓高但危險因子少的患者。決定降血壓藥物治療的必要性與開始治療的時間是很重要的。往後10年內發生主要心血管疾病的絕對風險一般為15～20%。輕度高血壓(140～159/90～99 mmHg)危險因子只有1個的患者風險約為15%。	包含輕度高血壓到中度高血壓(140～179/90～109mmHg)，有3個以上危險因子，或有糖尿病、器官障礙的患者。此外，雖然沒有危險因子卻為重度高血壓(180/110 mmHg以上)的患者也屬於此一族群。往後10年內發生主要心血管疾病的絕對風險一般為20～30%。

小知識

生活品質（QOL）

QOL要求的不只是治療疾病，而是可以不降低生活品質、維持正常生活作息的治療。

高血壓的檢查與治療時機Q&A

Q 第一次到醫院看診時，需要注意什麼？

A 要準備有關自己的病歷或家族病史相關資訊，提供醫師參考。

為了治療高血壓，第一次到醫院看診時，醫生會先問幾個問題：第一次被診斷罹患高血壓是什麼時候、有什麼症狀、有無治療高血壓的經驗、目前罹患的疾病、過去病史、家族病史、目前正在服用的藥物等，飲酒量、抽菸等生活習慣；如果是女性，醫師還會問月經狀況、是否曾經懷孕、有沒有得過妊娠高血壓等都是確認項目。

尤其重要的是父母、兄弟姐妹、祖父母等有血緣關係者，是否曾有高血壓或循環器官的病史。如果有高血壓、腦血管障礙、心血管疾病、腎臟病的話，最好連患病年齡都一併回答。

這些檔案對找出引發高血壓的原因很有幫助。

有關家族的問題是很難立即回答的。為了有效利用診斷時間，事先做好筆記比較好。（醫師會提問的問題參見第七五頁）

Q 除了血壓之外，有哪些重要的檢查數值？

A 得知血液、腎臟、心臟狀態的數值是很重要的。

高血壓的一般檢查中，除了測量血壓外，通常還會進行血液、尿液、眼底、心電圖、胸部X光等的檢查。

其中特別需要注意的是血液中的鉀、鈉、鈣、肌酸酐、白蛋白的數值（參見第八一頁）。尿液檢查中的尿蛋白是檢查腎機能狀態很重要的數值（參見第七九頁）。

從膽固醇值可得知高血脂症等血液狀態，心電圖檢查可以確認是否有狹心症，胸部X光檢查可以得知心臟大小。

這樣一來，醫師就可以依照高血壓的嚴重程度，加上有無併發症等線索，診斷出罹患高血壓的原因。

若有併發症或懷疑為次發性高血壓，就必須進行更精密的檢查。

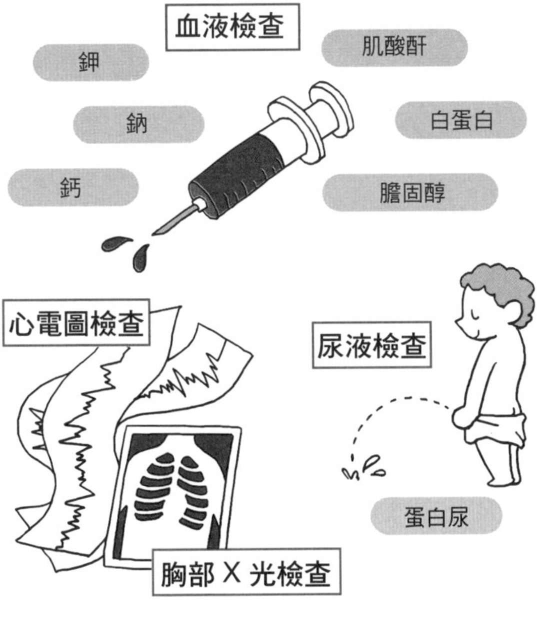

Q 可以依自覺症狀診斷出是否患有高血壓嗎？

A 只依賴症狀來診斷，是很困難的。

肩膀痠痛、頭痛、頭暈、耳鳴、心悸、呼吸困難等為高血壓的代表症狀。當然，若高血壓持續不降，還會引起各種血管障礙，或是引發其他症狀。

但是，原發性高血壓初期一般幾乎是沒有這些症狀的。而且這些症狀也常因感冒、疲勞、更年期障礙等出現，光靠這些線索沒有辦法判斷是否為高血壓。

為了早期發現高血壓，每年一次的健康檢查不可少，即使只是輕微的症狀，也必須到醫院就診。

Q 為什麼檢查高血壓時，也要檢查眼睛呢？

A 經由觀察視網膜的血管，可以得知是否有併發症。

治療高血壓卻要檢查眼睛，相信很多人都會覺得疑惑。這項檢查稱為「眼底檢查」，是使用特殊的裝置觀察眼球內部的視網膜血管，而眼底也是唯一可以用肉眼觀察到動脈的地方。

依此檢查可得知高血壓的嚴重程度、動脈硬化血栓的情況，並精準地診斷出是否有併發症。這是高血壓患者須定期檢查的項目之一。

但是，有些醫療機構並沒有可以進行眼底檢查的相關設備，這時，患者就需要到眼科就診，另外進行眼底檢查。

Q 如何選擇醫院就診？

A 高血壓的治療須長期進行，最好選擇值得信賴的醫師與醫院。

高血壓的治療是需要長期進行的。患者必須定期到醫院看診、調整降血壓藥，因此醫師與患者必須建立信賴關係，才能順利進行治療。為了提升治療效果並能持之以恆，患者必須和醫師建立互動良好的醫病關係。

其中，最重要的是建立醫師與患者之間的信賴關係。若考慮到需要定期到院看診，交通方便的地方或許是選擇的重點之一。不一定要拘泥於大型醫院，選擇住家附近的診所也是一個方法。近來很多診所都跟大醫院合作，若有必要可以請求轉介，以進行適切的醫療。

患者在治療過程中，有任何問題都可以向主治醫師諮詢。無論如何，患者要經過周詳的考量，審慎選擇適合的醫療機構。

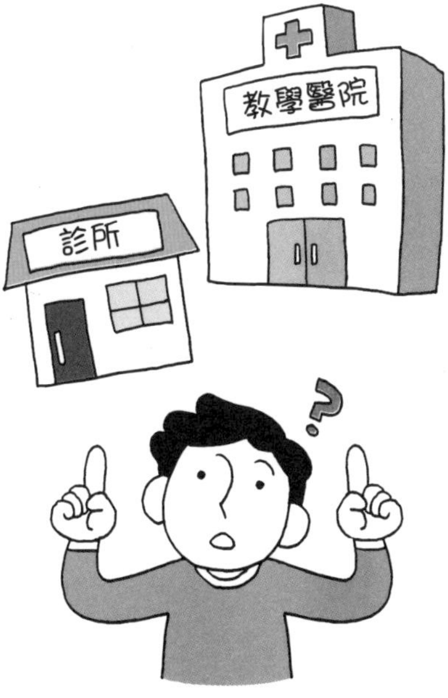

Q 「告知後同意」是什麼意思？

A 「告知後同意」這個法則對於決定治療方針是很重要的。

「告知後同意」是醫療相關的法律名詞，乃指醫師有法律上的義務，以病人能了解的說法，主動告知病人病情、可能的治療方案、各方案可能的風險，以及不治療的後果，以利病人做出合乎其生活形態的醫療選擇。

在過去，醫師會認為，反正對患者說明他也聽不懂；患者則認為，自己對醫療的事不是很了解，交給醫師決定就可以。

所謂「告知後同意」法則卻不是像這樣一味地交給醫師決定，而是以患者為主的醫療為目的。

高血壓的療程中，患者也要抱持積極的心態學習與疾病相關的事情，有不懂的地方就問醫生。醫師當然也必須充分說明，取得患者的理解後才進行治療，雙方才能建立理想的醫病關係。

Q 高血壓也需要尋求第二意見嗎？

A 若病患對治療方案無法接受，也可詢問其他醫師的意見。

「第二意見」這個名詞，指的是不只在一家醫院接受診斷，同時也另外再詢問其他醫師的意見，再決定治療方案。

治療高血壓時若無法接受治療方案，患者也可到其他醫院看診。事實上，開始降血壓藥治療的時機與用藥選擇等，醫師也可能各有見解。有時或許也會發生疏漏了次發性高血壓徵狀的情形。

但是需要注意的是，不要變質養成「逛醫師」（doctor shopping）的習慣。所謂「逛醫師」指的是無法接受任何診斷，一直更換醫療機構。

治療高血壓期間，為了找到適合的降血壓藥，是需要花點時間。如果因為沒有立即效果，短期間內就轉換醫院，並不是一個好主意，最好以尋求第二意見的方式，找出可以接受的治療方案。

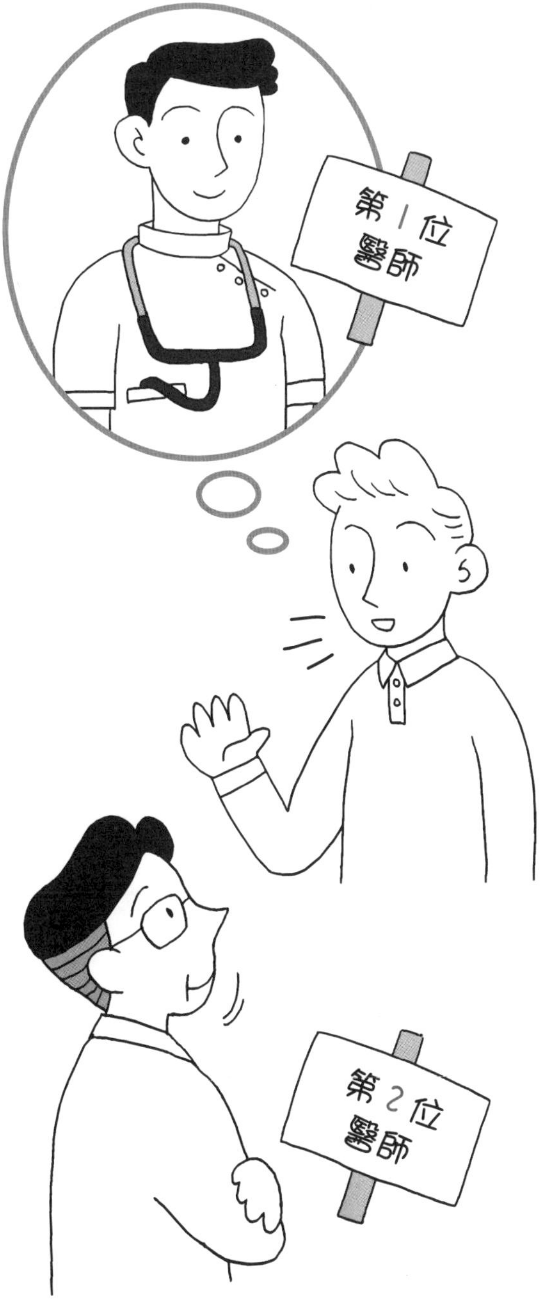

Q 什麼是高血壓急症?

A 對需要緊急治療的高血壓病症，需住院並給予降血壓藥治療。

高血壓急症不單只是血壓高，指的是腦部、心臟、腎臟、大血管等器官突然發生障礙，危及生命的狀態。

包括高血壓性腦部疾病、併發急性主動脈剝離、伴隨肺水腫的高血壓性心臟衰竭、隨著重度高血壓而來的急性心肌梗塞、褐色細胞腫（因兒茶酚胺分泌過剩引起血壓急速升高的疾病）、子癇等疾病，都屬高血壓急症。

若察覺患有這些病症，就必須立刻住院，給予降血壓藥，而且必須與專科醫師會診諮詢後，再審慎進行治療。

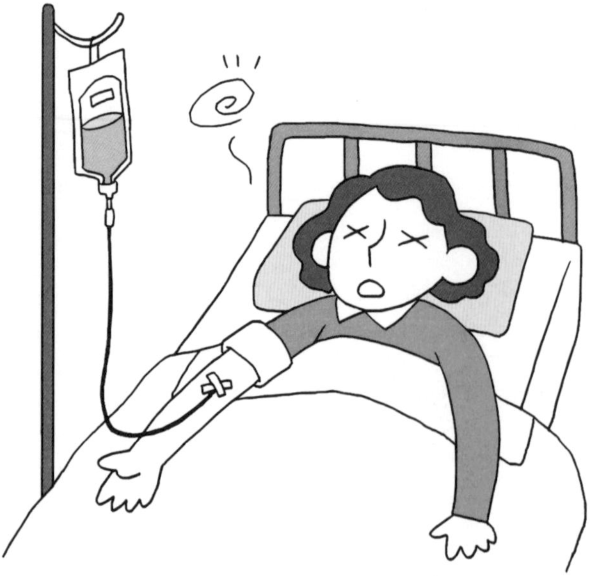

第 3 章

預防高血壓飲食

個人飲食習慣檢查表

血壓高的人通常都喜歡吃鹹或油膩的食物，因此要控制血壓，生活習慣的改善顯然相當重要。

下表將正確的生活習慣分項列出，答案則是單選，答「是」得 2 分，答「兩者皆非」得 1 分，答「否」得 0 分。

檢查項目	是 （2分）	兩者皆非 （1分）	否 （0分）
①每日確實攝取三餐			
②留心攝取營養均衡的飲食			
③晚上 10 點過後不進食			
④細嚼慢嚥			
⑤留意只吃八分飽			
⑥調味盡量清淡			
⑦盡量不吃鹹或油膩食物			
⑧盡量不吃速食麵			
⑨選擇「湯麵」多於「乾麵」			
⑩少喝麵湯			
⑪不吃醃漬食物			
⑫外食次數控制在每週一次以下			
⑬調理過的食品控制在每週一次以下			
⑭盡量不食用加工食品			
⑮盡量不吃油炸食物			
⑯積極攝取蔬菜			
⑰經常吃糙米或黑麥麵包			
⑱常吃海菜或蕈菇類			
⑲魚類的攝取比肉類多			
⑳常吃納豆等黃豆製品或豆類料理			
小　計			

總計 ______ 分

右頁各個檢查項目的意義

- ①～⑤檢查基本飲食習慣。
- ⑥～⑪檢查鹽分攝取是否過量。
- ⑫～⑮檢查飲食是否容易導致高血壓、動脈硬化、肥胖。
- ⑯～⑳檢查是否攝取有預防高血壓及動脈硬化等作用的食品。

A

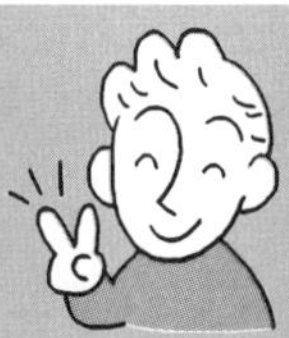

40 分

理想狀態

看起來飲食習慣還滿健康的，不過食，營養攝取也很均衡。在維持健康方面都很理想，要繼續保持下去。

B

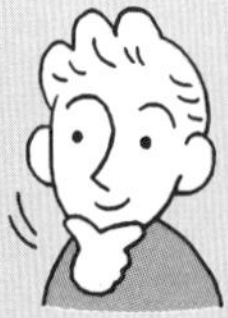

26～39 分

大致上還算理想

算是很努力在控制血壓，但尚有改善的空間，只要改善沒有選擇「是」的項目即可。

C

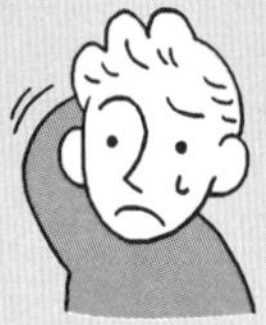

13～25 分

還有很大的改善空間

看起來好像有用心注意，但其實還有很多需要改善的地方。再次檢視飲食生活習慣，積極努力將未選擇「是」的項目徹底改善。

D

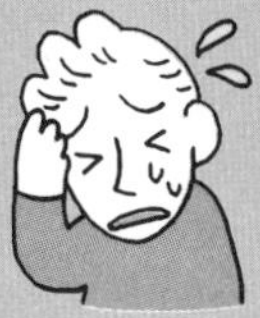

0～12 分

問題嚴重

這樣子別說是控制血壓，就連身體健康都會受到很大的傷害。可以從做得到的項目開始一項一項來改進，而且事不宜遲，要儘早採取行動。

徹底檢視生活習慣是治療高血壓的第一步

降低血壓的生活習慣是健康生活的基礎

被診斷出罹患高血壓時，不論是輕度或重度，首先必須透過飲食療法，開始改善生活習慣。若有必要再加上降血壓藥物治療，這才是高血壓的基本治療方法。由此可見，重新檢視生活習慣是很重要的。

此外，高血壓治療期間生活習慣的改善，對於動脈硬化、糖尿病等生活習慣病的預防與治療，也有相當的療效。也就是說，不管對誰而言，這都是為了維持健康很重要的生活習慣，一定要確實執行。

檢查改善生活習慣的重點

那麼，高血壓患者有哪些生活習慣需要改善呢？可列舉出以下項目：

①將鹽分攝取量嚴格控制在一天六克以下。

②維持健康的體重。

③控制酒精的攝取。

④控制膽固醇與飽和脂肪酸的攝取。

⑤積極攝取蔬菜與水果（重度腎功能障

小知識

積極攝取蔬菜與水果的注意事項

在生活習慣方面，「積極攝取蔬菜與水果」是有條件限制的。

若患有重度腎功能障礙，這樣的飲食習慣有可能導致高鉀血症。此外，糖尿病患者也不宜積極攝取水果，否則會增加熱量的攝取，必須特別注意。

礙患者與糖尿病患者例外）。

⑥養成適度運動的習慣。

⑦禁菸。

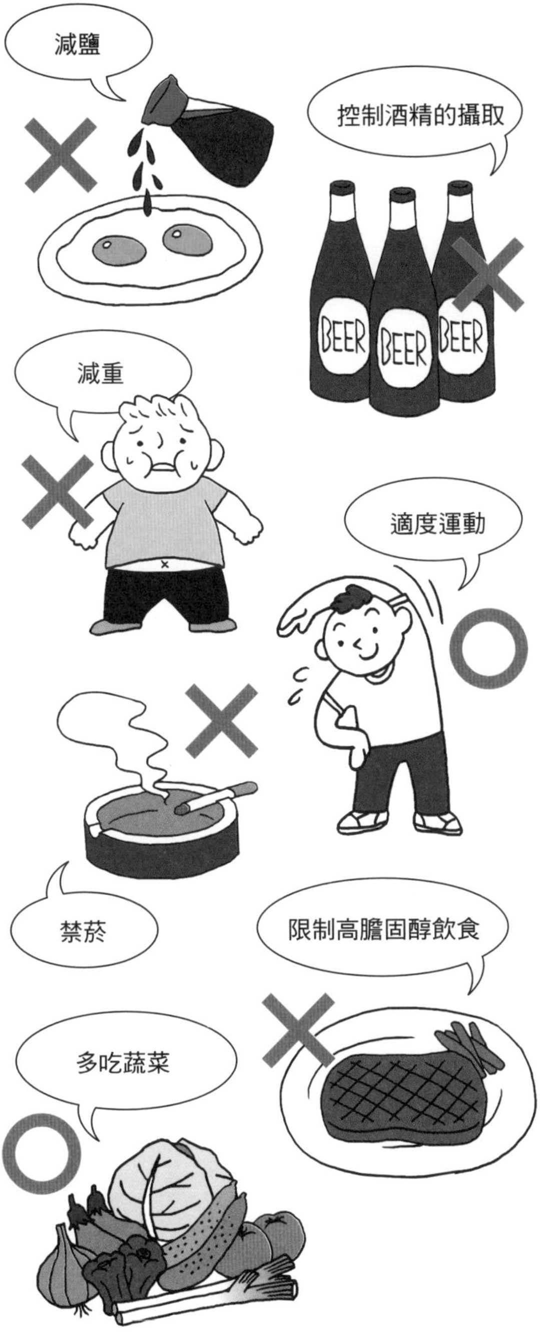
減鹽
控制酒精的攝取
BEER
BEER
BEER
減重
適度運動
禁菸
限制高膽固醇飲食
多吃蔬菜

由此可以看出，唯有嚴格做好血壓管理，才能擺脫高血壓的糾纏。

養成居家測量血壓的習慣

通常高血壓的病徵多難以察覺，因此，患者的病情往往不知不覺就惡化。為了預防生活習慣病上身，四十歲過後就必須定期做健康檢查，確實做好血壓的管理。

此外，被診斷患有高血壓後，最好養成在家測量血壓的習慣。一般而言，血壓在晚上或睡眠時較低，白天活動時會變高。但是，早晨血壓會升高的「早晨高血壓」、只有在醫療機構測量時會變高的「白袍高血壓」、在醫療機構測量時血壓值卻明顯降低的「隱性高血壓」等病症，使得居家測量血壓變得有意義。對於正在服用降血壓藥的人來說，在確認藥效方面也很有幫助。

居家血壓測量法

那麼，居家測量血壓時該注意哪些事情呢？首先，在開有空調、安靜的房間裡讓自己坐下來，再決定要測量左手臂或右手臂的血壓。

測量時間點，選定早餐前或晚餐後到就寢前這些安靜的時段。決定時間後每日測量兩次。可以的話，每次測量時都要量三次，把三次的數值記錄下來。早上在上完廁所還沒吃降血壓藥前先測量，就寢前則是在洗完澡一小時以後再做測量。

一天當中血壓值是會經常變動的。不需要為了每次測量的結果緊張。持續地記錄、觀察其變化，做好血壓管理才是重點。

小知識

測量血壓要量哪一隻手臂？

左右手臂的血壓其實沒有差別，選擇哪一邊都可以，但每天的測量需固定同一側手臂。

有時因疾病或年紀大的影響，左右手臂的血壓會有差別。此時，建議測量血壓值較高的一側為基準。

市售的血壓計多預設為慣用右手的人使用，方便在左臂纏上腕套。

正確的血壓測量方式

①腕套的位置要與心臟同高度。腕套下端約在手肘上來兩根手指處。

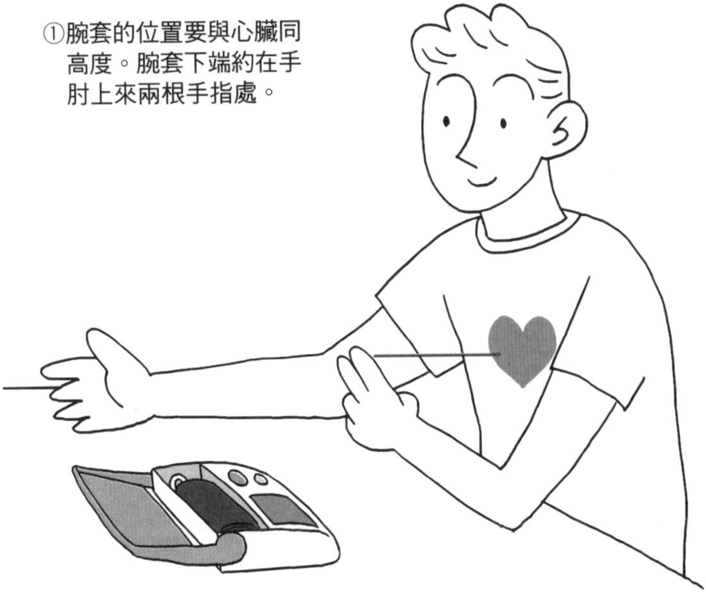

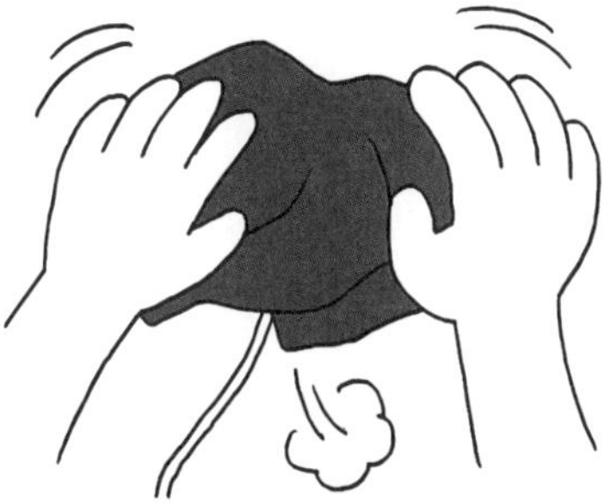

②把腕套裡的空氣全部排出。

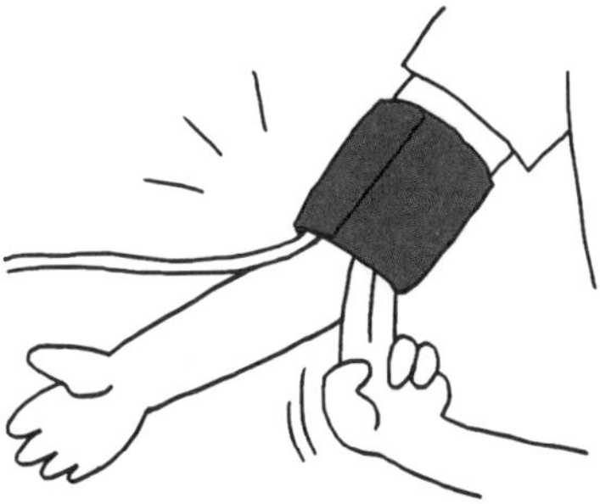

③纏緊到可插入 1～2 根手指的緊度。

測量血壓的姿勢

目前世界上各種與血壓相關的研究中，都有進行坐在椅子上的姿勢的研究。因此，坐姿是測量血壓的基本姿勢。

不過，仍建議每年一次站著或躺著測量血壓。尤其是站著測量時，收縮期（最高）血壓如果下降十五mmHg以上，就有可能罹患「起立性低血壓」，需要特別注意。

血壓計的種類

測量血壓的方法有「柯氏音法」（聽診法）與「電子式示波法」。

「柯氏音法」是邊聽血流的聲音邊進行的。把空氣打進纏在上臂的腕套，施加壓力超過收縮期（最高）血壓時，動脈的血流就會暫時停止。接下來，把腕套裡的空氣排出時，血液就會再次開始流動。這時，血液撞擊到血管壁所發出的聲音就叫做「柯氏音」。

這個測量血壓方式就是利用麥克風聽取聲音，以聽診器聽音測量。通常，醫療機構都是使用這種「柯氏音法」的血壓計。

另一方面，最近家庭用最為普及的幾乎都是「電子式示波法」的血壓計。這是當中止的血液再次流動時，以感應器取得動脈壁震動的測量方式。

家庭用的血壓計多數都會自動抽送腕套的空氣，並顯示數值，以數位顯示居多，因此可以簡易地進行測量。測量血壓時要測量上臂，這是因為上臂動脈的血壓與心臟內的壓力一樣。

動脈越往末端越細，血壓也跟著下降。也有測量手指或手腕的血壓計，從機械設計看來是很好的裝置，但常與上臂數值有差異，需要注意。

小知識

血壓手冊

這是用來記錄血壓值、檢查結果、身體狀況等生活相關資訊的手冊。把居家測量的血壓（家庭血壓）值記錄下來，每次到醫院就診時就交給醫師判讀。若可以掌握家庭血壓的狀況，在用藥選擇等治療上是很有幫助的。

最新型家庭用血壓計

最新家庭用血壓計的腕套包纏容易，可以測量得更準確，更可以自動記錄測量值，使用更方便。

採用可做出正確測量姿勢的活動式腕帶

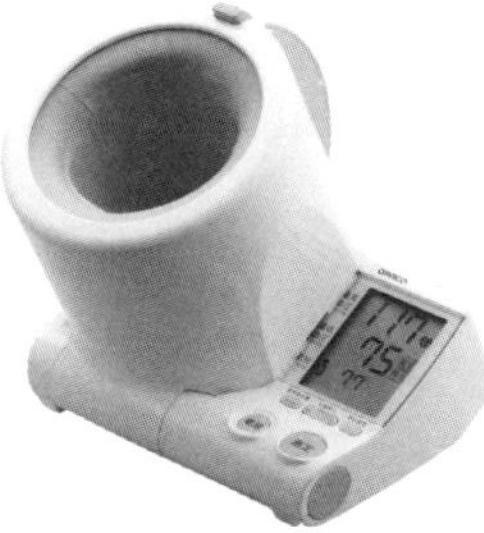

把手臂伸進腕帶就會自己調整，在上臂以最適合的角度固定。可讓手肘在安定的姿勢下測量。附自動記錄功能。Omron 隧道式電子自動血壓計 HEM-1000）／ Omron Healthcare

與醫師相同的測定法

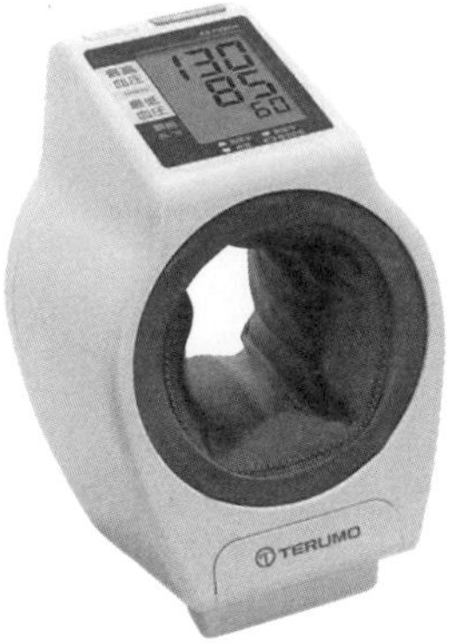

伸入手臂即可的簡易測量，不需要調整腕套鬆緊。可防止因腕套使用不當造成的測量錯誤。附 AC 轉換頭。TERUMO 電子血壓計 ES-P2000A（Arm in 血壓計）／ TERUMO

附把手可輕易套上手腕

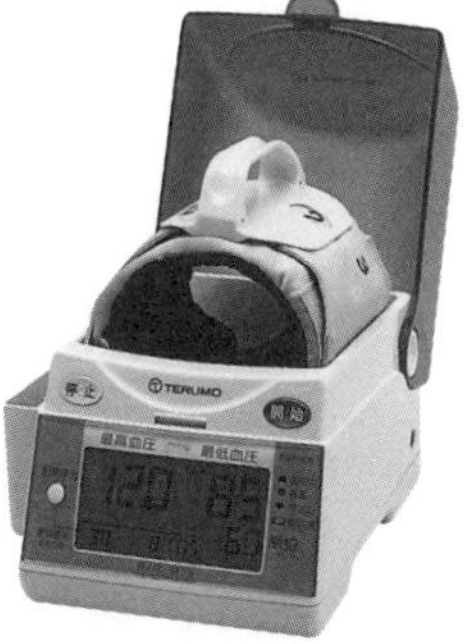

有兩個腕套（空氣袋）可正確測量。附測量值紀錄功能。TERUMO 電子血壓計 ES-P1000（Through in 血壓計）／ TERUMO

獨特的緊貼式腕套提升測量精準度！

單手即可正確包上的獨特緊貼式腕套，可以包在最適切的位置。測量開始與結束只要按一顆按鈕，有效減少測量錯誤。Omron 手臂型電子血壓計 HEM-7000（上臂式）。／ Omron Healthcare

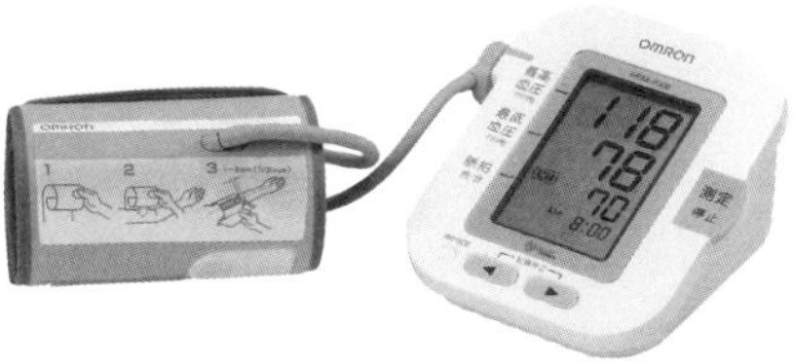

引導至正確位置採用手腕高度指引

用手腕測量時手腕必須配合心臟高度。附手腕高度指引，會發出聲音並顯示在畫面上。Omron 手腕型電子血壓計 HEM-6000 ／ Omron Healthcare

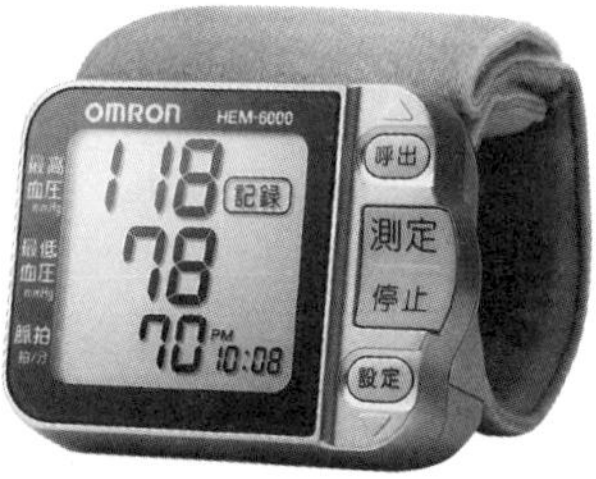

雙人記憶功能可記憶兩人份的資料

同時記錄測量日期與測量值。附可個別記錄兩人份資料的雙人記憶功能。有高緊貼感的腕帶與適當的自動加壓方式，是便於居家使用的設計。TERUMO 電子血壓計 ES-P370 ／ TERUMO

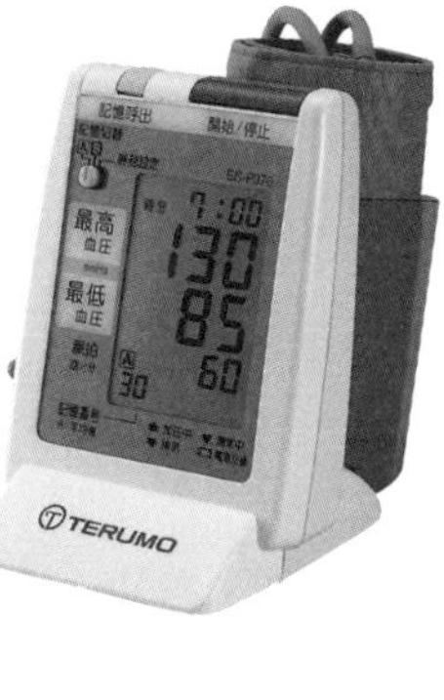

飲食療法對治療高血壓的重要性

為控制高血壓須採取飲食療法

治療高血壓，基本首重飲食與生活習慣的改善。如果是罹患重度高血壓（一八〇／一一〇mmHg以上）時，必須馬上開始降血壓藥的治療。但一般都是先進行生活改善等非藥物療法，若血壓仍然居高不下，才會開始採取降血壓藥的治療。以改善生活習慣與服用降血壓藥治療同時進行。

非藥物療法中包括飲食療法、運動療法、改善生活習慣等，其中是以飲食療法為中心。不要忘記，我們的身體是要靠每天的飲食來維持的；而中國自古就有「醫食同源」的想法，認為只要靠正確的飲食方法即可預防、治療疾病，這對於高血壓等生活習慣病的預防是很重要的。在此針對飲食療法的重點稍做介紹。

飲食療法需要全家總動員

飲食療法的目的是要改變長年的飲食習慣，因此一開始常會因為無法得到飽足而感到很大的壓力。

小知識

日本人的平均鹽分攝取量

古代的人類每天只攝取〇・五～三克的鹽。由人類的歷史來看，人類開始像現在一樣大量攝取鹽分，其實只有很短的時間，因此我們的身體還跟不上這個變化。

日本人鹽分攝取量由一九七六年的一三・七克到二〇〇二年的一一・四克看來，已經有減少的傾向。但與歐美人士平均六・九克相比，一一～一二克還是太多了。

成功的訣竅在於慢慢改善味覺與飲食習慣。例如，味增湯的味噌，一開始先減少一成的量，等習慣味道後再減少一成，再依樣逐漸減少。

此外，家族成員全體總動員也很重要。只有自己一個人較容易受到挫折，有家人的幫助才能持續。因為飲食習慣相似，因此家人，尤其是小孩，即使現在沒有高血壓，卻有可能已經是「候選人」。因此，降低血壓的飲食內容對家人是有預防功用的。

鹽分攝取過量導致血壓上升的過程

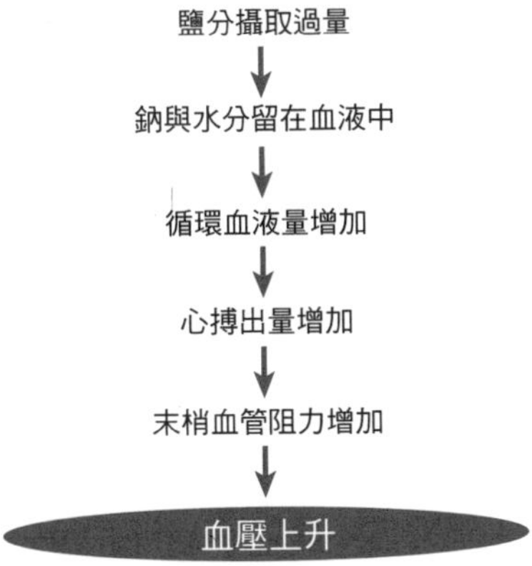

日本人的食鹽攝取量（g／天）的逐年變化

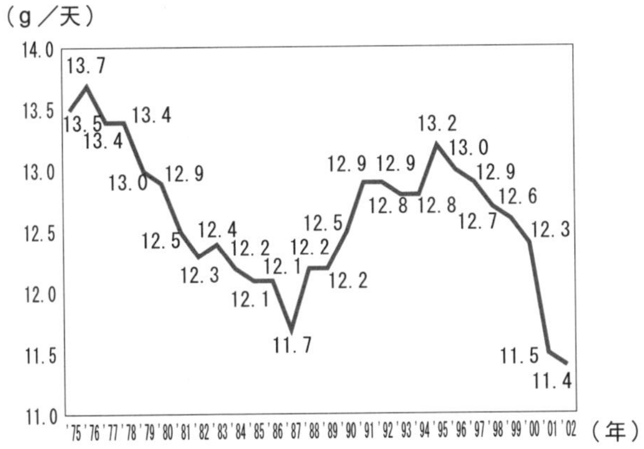

（日本高血壓學會《高血壓治療指導方針 2004》資料提供）

最好將鹽分攝取量嚴格控制在一天六克以下，為了健康，最好習慣低鹽的清淡飲食。

減鹽飲食成功重點須知

控制鹽分攝取量使血壓下降

高血壓的飲食療法中，最重要的事情是鹽分（鈉）攝取的控制。鹽分攝取量確實會給血壓帶來影響。

日本料理經常使用醬油與味噌等高鹽調味料。日本人的鹽分攝取量偏高，平均一天為一一～一二克。也因此高血壓或隨之而來的腦血管障礙發生率，在全世界來說也是相當高的。

考慮到日本人這種高鹽分的飲食習慣，以前日本高血壓學會的指導方針中便訂定了「鹽分攝取量應控制在每日七克以下」，但是這仍比全球醫學界建議的標準值還要高。不過，日本高血壓學會的《高血壓治療指導方針二〇〇四》報告中，已將每日攝取量向下修正為「六克以下」。

這個每日最高攝取量可說訂得非常嚴格，但是光是減鹽，對於血壓值就有明顯的降壓效果，服用降血壓藥的患者也會因實行減鹽而感覺藥效變得更好。

至於鹽分攝取的減量應該要按部就班，逐漸接近這個標準攝取量。

小知識

食鹽高感受度類型

對食鹽有敏感反應使得血壓上升的類型，多出現於有高血壓家族病史者或老年人身上。目前的日常診療中，並沒有簡易的方法可以檢查個人的食鹽感受度高低，但是大量攝取食鹽不只是高血壓，對於心臟、血管等也都有不好的影響，所以還是建議一律進行減鹽。

食物本身所含的鹽分也要算

在這裡需要注意的是，「六克以下」的每日鹽分攝取量限制也包含食物本身所含的鹽分。

然而，即使不使用食鹽、醬油、味噌等調味料，光是食物本身所包含的鹽分，就可以讓人一天的鹽分攝取量達到二克左右了。

因此，之後再以調味料添加的鹽分必須要控制在一天三～四克。要注意的是，若忘記把原本食物本身的鹽分計算進去，攝取量恐怕會超過標準值。

生活習慣改善後的降壓程度

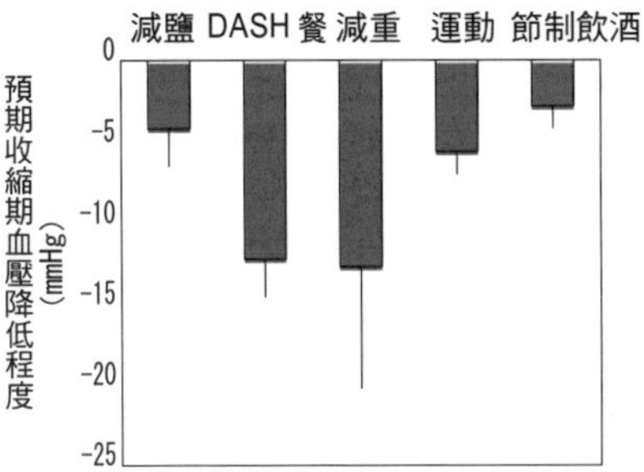

減鹽：鹽分攝取量以 6g／日計算；DASH餐（參見小知識專欄）；減重：以體重減少 10kg 計算；運動：幾乎每天進行至少 30 分鐘的快走；節制飲酒：酒精控制在男性 30mℓ／日以下、女性 15mℓ／日以下。

（日本高血壓學會《高血壓治療指導方針 2004》資料提供）

1g 食鹽換算為各種調味料的基準量

食鹽	1/5 小匙	美乃滋	3 大匙多一點
深色醬油	1 小匙多一點	香醋	2 小匙
淺色醬油	1 小匙	中濃醬	1 大匙少一點
薄鹽醬油	2 小匙多一點	蠔油	1/2 大匙
紅味噌（鹹味噌）	1/2 大匙少一	番茄醬	2 大匙少一點
白味噌（甜味噌）	1 大匙少一點	豆瓣醬	1 小匙少一點
薄鹽味噌	1 大匙多一點	麵露（濃縮）	2 大匙
橙皮醬油	1 大匙少一點	高湯塊	約 1/2 小匙

※使用 1 大匙 15mℓ，一小匙 5 mℓ 的量匙。
依據科學技術廳資源調查會編譯《五訂日本食品標準成分表》、《快速得知食品鹽分》（女子營養大學出版部）製作

小知識

DASH

Dietary Approaches to Stop Hypertension 的縮寫，譯為「預防高血壓的飲食治療」。

也就是積極減少膽固醇與飽和脂肪酸，攝取鈣質含量多的低脂乳製品。飲食中多攝取鉀、鎂、食物纖維豐富的蔬菜水果。

在美國的臨床實驗報告中，相當肯定DASH餐對於中度高血壓患者有明顯的降壓效果。

尤其是鹽分多的食材，例如魚貝、海藻類。舉例來說，十個左右的蛤蠣肉所含鹽分約為〇・六六克，海帶芽乾一人份（三克）約含〇・五克，乾羊栖菜〇・五克約含〇・一八克。

加工食品也含很多鹽分。例如，六片切的吐司一片（六〇克）含〇・七八克，水煮烏龍麵一把（約二五〇～三〇〇克）含〇・七五～〇・九克的鹽分。火腿培根等肉類加工食品、魚漿類的食物等都是鹽分含量多的食材。

要完全不使用這些食材是很困難的，但要盡量節制用量。

吃得減鹽又美味的十個要件

要件一　有效利用高湯

尤其煮湯或燉食材時，加入味道濃郁的高湯更具有提味的效果。

還可以活用昆布、柴魚片等天然調味，即使減少醬油或味噌的用量，也可以製作出美味的高湯。

另外，在湯汁中加入大量的配料，可減少含鹽分的湯汁量，對減鹽有很大的效果。

要件二　有效使用酸味或辛香料

只要善用檸檬、柚子、金桔等柑橘類水果，也可以彌補因為減鹽造成的無味感，不致食不下嚥。

此外，添加咖哩粉、辣椒、黃芥末、山葵等辛香料，生薑、青紫蘇等香菜或藥草，也可以更增添風味。

其他如芝麻、核桃等果實類，也可善加利用。

小知識

高湯的基本做法

●材料（四杯份）

水五杯、高湯昆布一〇克、柴魚片二〇克。

●作法

在鍋裡加入水與昆布並以小火熬煮，水滾前把昆布撈出，然後加入柴魚片，把表面的泡沫撈起。水再滾時關火，放置三、四分鐘後過濾即完成。

各種食品的含鹽量

■高鹽的「開胃小菜」

食品（每次食用量）	食鹽含量（g）
酸梅（1 個，10g）	2.1
醃蘿蔔（2 片，20g）	1.4
酸菜（20g）	0.9
醃黃瓜（2 片，20g）	0.6
滷海帶（1 大匙，10g）	1.2
醃花枝（1 大匙，20g）	2.3
鹹鱈魚子（1/4 尾，25g）	2.3
鹹鮭魚子 （15g）	1.5
小沙丁魚乾（1 小匙，10g）	1.2

■高鹽的加工食品

食品（每次食用量）	食鹽含量（g）
炸地瓜（2 片，90g）	2.2
煎魚卷（1 條，90g）	2.4
魚板（1 片，100g）	2.0
魚糕（3 片，30g）	0.9
鮪魚罐頭（40g）	0.4
培根（1 片，20g）	0.4
維也納香腸（3 條，45g）	1.0
烘烤火腿（1 片，20g）	0.5
乳酪片（1 片，20g）	0.7

根據科學技術廳資源調查會編譯《五訂日本食品標準成分表》、《快速得知食品鹽分》（女子營養大學出版部）製表

要件三　善用低鹽調味料

目前，市面上都有販售低鹽味噌或醬油，只要利用這些調味料，就可以很容易達到減少調味料的鹽分，建議善加運用。

要件四　蔭乾的食品過熱水減少鹽分

把魚乾放入碗內，加入熱水放置片刻後再煎，即可大幅減少鹽分。可有效補充鈣質的小沙丁魚乾加入熱水後，亦可減少很多鹽分。

要件五　食用新鮮的當季食材

使用當季的新鮮食材味道與香氣會更好，因此不需特別調味也會很好吃。再加上當季食材營養豐富，更適合積極利用。

小知識

稀釋醬油的做法

習慣以放在餐桌上的醬油來調味，一不小心就會食用過量。

這種時候，可以使用以高湯稀釋的「稀釋醬油」，十分方便。

做法是把醬油跟前頁提到的高湯，以一比一的比例調配即可。

只要在燙青菜、生魚片、煎魚上淋上少許「稀釋醬油」，即可享用減鹽又美味的食物。

要件六　儘可能避免食用加工食品

加工食品即使吃起來沒有什麼鹹味，但因為製作方式的關係，食品裡面已含有很多鹽分。

火腿、香腸、培根等加工肉品，以及魚板、魚漿等食物的食用，也要盡量節制。

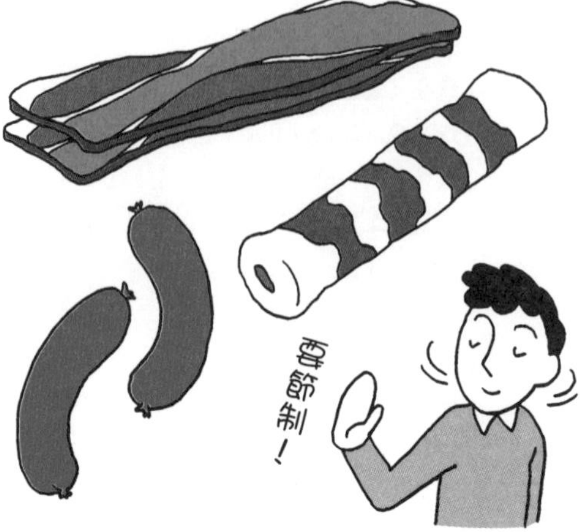

要件七　到最後才添加調味

舌頭最先接觸到食物表面的鹹味，較容易得到滿足感。因此，使用高湯將食物熬煮入味，醬油等調味料則是到最後才加入調味。

但是，不是事先醃漬而是最後才淋上沾醬，在調理上需多加留心。

要件八　吃剛出爐溫熱的食物

冷掉的食物比較沒有味道。燉煮的食物在溫熱的時候吃，即使味道淡也不影響其美味。而現成的便當或小菜為了要在冷掉後也不失美味，會加重調味料的用量。儘可能避免吃現成食品，吃自己做的菜或現做的東西比較好。

小知識

便利的鹽分測量方法

不使用量匙也可大概量出鹽分含量。

用拇指與食指兩根手指掐一把鹽約為〇・三克，若加上中指三根手指的量約為〇・八～一克。用沾溼的筷子尖端沾少許的鹽〇・〇五克。

要件九　豐盛的菜色

比起全部的菜都只用少許的鹽，不如選擇其中一道菜以低鹽方式料理來得有效。

此外，涼拌、芝麻拌菜等，在味道上多加變化的話，既不會感覺乏味，又可吃得盡興。

要件十　每個人個別裝盤

用大盤裝大家一起取用的話，不容易察覺自己吃下的量，一不小心就會吃太多。因此，建議可多花點時間分裝後再上桌，既可掌握吃下的量，又可控制營養均衡。

此外，像懷石料理一樣用小盤、小碗分裝，光看到碗盤的數量就可以產生很大的滿足感。

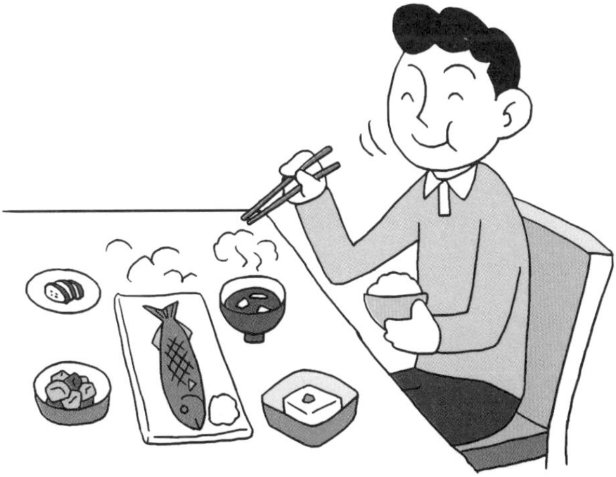

小知識

飯後喝兩杯綠茶控制血壓

綠茶內所含的兒茶素（catechins），與Captopril這種降血壓藥有相同的效果。此外，兒茶素的抗氧化作用還會將造成細胞退化原因的劣性膽固醇排出體外。含有豐富的維他命C，對於維持血管健康有很大的幫助。

養成飯後喝兩杯綠茶的習慣，可望穩定維持血壓。

養成注意體重的習慣

因飲食習慣西化而激增的肥胖與高血壓

過去，日本人飲食的典型特色是動物性蛋白質少、食物纖維多、高鹽。另一方面，西式飲食的特色則是動物性蛋白質與動物性脂肪偏高，糖分含量也明顯增多。

日本人的生活習慣在戰後數十年間起了很大的變化，眾所皆知的速食等西式飲食習慣，也在不知不覺中漸漸融入生活當中。

明顯的後遺症之一，就是肥胖人口急遽增加。依據厚生勞動省的國民營養調查結果顯示，三十~六十九歲的男性國民中，ＢＭＩ值（參見第七七頁）超過二十五的肥胖者約占全體的三成。而所有男性人口從一九八一~二〇〇一年，二十年間肥胖者增加一・五倍。

從一九七五年以後，總熱量攝取量雖然降低了，但肥胖人口卻增加，在這種背景之下，推測應是受到動物性脂肪與蛋白質攝取量增加的影響。

再加上日本人獨特的高鹽飲食，高血壓等生活習慣病自然也增加了。

小知識

飽食中樞

空腹感與飽食感是由下視丘的空腹中樞與飽食中樞來控制。血液中的葡萄糖一增加，飽食中樞就會檢測到訊息，感覺「肚子飽」。

從開始用餐到資訊傳達到飽食中樞為止，大約需要十五~二十分鐘的時間。如果狼吞虎嚥，在飽食中樞感測到之前就吃下很多量，一不小心就造成過食了。這也是「狼吞虎嚥」被列為容易導致肥胖的飲食習慣之一的原因。

肥胖者（BMI≧25）比例之逐年變化

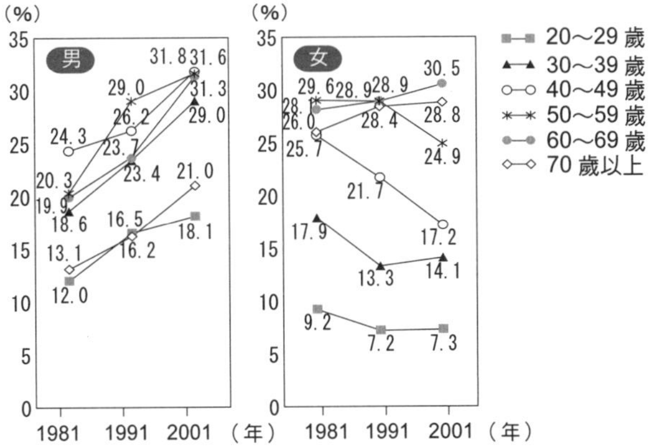

（根據2001年厚生勞動省國民營養調查之《國民營養現狀》製表）

肥胖是造成高血壓、引起併發症的元兇

肥胖本身並不是一種病。但問題是肥胖若再加上高血壓、糖尿病、高血脂症等病症，就會引起動脈硬化，容易引發心肌梗塞、腦梗塞等血管障礙等嚴重病症。肥胖、高血壓、糖尿病、高血脂症這四種疾病關係密切，並可能引發致死的重症，因此被稱為「死亡四重奏」（參見第三六頁）。在這當中，最重要的角色就是「肥胖」。

如前文所述，肥胖的傾向與高血壓發病的比例幾乎是成正比增加，這一點絕對不可輕忽。隨著肥胖的程度越嚴重，高血壓發病的比例也明顯地增高。現在肥胖但尚未患有高血壓的人，將來也有可能會罹患高血壓。

此外，只要減重五公斤，收縮期（最高）血壓就會下降一〇mmHg，擴張期（最低）血壓則會下降五mmHg。因此，肥胖的人務必開始致力減重，才能擁有健康幸福的未來。

了解自己的肥胖程度並維持適當體重

肥胖與否的標準，男女都設在BMI值二十五以上。若要得知是否為內臟脂肪型肥胖，就要看體脂肪率（脂肪占體重的比例）了。成年男性在二五％以上，女性在三○％以上就是肥胖。

為了消除肥胖，飲食控制跟適度運動都是不可或缺的，如果少了這兩大支柱，要成功減重是不可能的。最近有很多號稱可以瘦身的健康食品紛紛出爐，消費者必須謹記在減肥這條路上，可是沒有「吃了就可以瘦下來」這麼便宜的事的。

以攝取適量熱量為目標不過度減重

進行減重時需要特別注意的是，絕不能一下子施行嚴格的熱量（卡路里）控制。以下一頁計算出適量的熱量為基準，作出一天份的菜單。切記極端激烈的減肥不但不能持久，反而會產生體重不減反增的反效果，因此少量而按部就班地減少熱量是很重要。最終目標是要減到適量的熱量並維持下去。

話雖如此，每次料理時都要計算熱量是很累人的。大致掌握各項食品的熱量，以營養均衡的菜單與八分飽為目標就會出現效果了。減重的目標則是以每個月一到二公斤的速度減下去。

另外，重新檢視自己的生活習慣也是一件大事。例如，是否每天只吃兩餐，是否有吃點心或宵夜的習慣？唯有確實實行健康的生活習慣，既能減重又能維持健康，可說一舉兩得。

小知識

一日所需熱量的計算方式

一天攝取的熱量依活動量不同，一般以體重一公斤需要二五～三○大卡來計算，再以身高計算出的理想體重與其相乘，即可算出一天所需熱量。例如體重六十公斤的人，一天適當的熱量攝取量為一五○○～一八○○大卡。

不規律的飲食習慣容易在體內囤積脂肪，助長肥胖。此外，狼吞虎嚥、邊看報紙新聞邊吃飯等也是導致過食的原因。像這些只要稍微改變習慣，就是飲食療法成功的一大關鍵了。從做得到的項目開始進行吧。

單日標準熱量計算方法

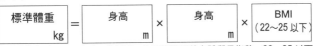

標準體重

標準體重 kg	＝	身高 m	×	身高 m	×	BMI（22～25 以下）

★BMI 為 body mass index 的縮寫，為國際通用的身體質量指數。22～25 以下之得病率低，因此作為標準體重的指標。

單日標準熱量

標準熱量 kcal	＝	標準體重 kg	×	活動強度 25～30kcal

★活動強度依身高、年齡、性別、日常運動量有所不同。單日運動 6 小時以上、身高比標準高出很多的 30～49 歲的男性為 30kcal／kg。若以減重為目的則為 25kcal/kg。

均衡的 PFC 計算方法

P：單日蛋白質（P）標準

蛋白質的標準熱量 kcal	＝	標準體重 kg	× 1g × 4kcal

★但是不問體重，成人一天所需的蛋白質為 60g。當標準體重為 45kg 時，體重 1kg 為 1.5g，換算熱量以 6kcal／kg 為基準。

F：單日油脂（F）標準

油脂的標準熱量 kcal	＝	標準熱量 kcal	× 20%

C：單日碳水化合物（C）標準

碳水化合物的標準熱量 kcal	＝	標準熱量 kcal	－	（油脂的標準熱量 kcal ＋ 蛋白質的標準熱量 kcal）

導致肥胖的飲食習慣

- 吃飯時間不正常，有時會少吃一餐。
  ＊間隔太長，下回用餐時攝取的養分會被囤積成為體脂肪。
- 邊看電視、新聞邊吃飯。
  ＊吃飯時不專心，很難得到飽食感。
- 喜歡油炸食品。
  ＊容易造成營養不均衡，攝取太多脂肪與熱量。
- 在速食店迅速用餐。
  ＊飽食中樞要在進食 15～20 分鐘後才能感覺到飽，若吃得太快，一不小心就容易造成過食。
- 吃點心、宵夜。
  ＊吃點心容易過度攝取糖分。睡前進食則會造成體脂肪囤積。
- 為消除壓力大吃大喝。
  ＊過度攝取熱量會導致肥胖。

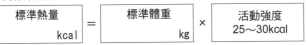

成功減重餐的十大調理重點

重點一　去除肉類多餘的脂肪

肉的脂肪是美味的部位，但是減重時必須盡量避免食用。

以火烤的方式，不但可以不用油調理，還可以去除肉本身的油脂，可以減少相當多的油分，烤出的顏色更可以襯托出其美味。

重點二　多用煮、蒸的調理法

用炒的方式調理菜餚，確實是又簡單又可口，但問題是很容易就攝取過多的油脂。同樣的食材只要把調理方法改成蒸或煮，就可以輕鬆避免攝取過多的熱量了。

重點三　使用肉類含脂肪較少的部分

肉類要選擇紅肉或里肌肉等脂肪較少的部位。雞肉需去皮，絞肉則要用瘦肉，並且輕輕拍打過後再調理。

若要使含脂肪較少的肉類食材增加風味，可用紅酒或醋先行浸漬，或運用藥草的風味來調理，即可吃出美味。

重點四　油或材料的量要確實測量

料理用的油一天用量約為二小匙（八克），相當於七〇大卡的熱量。油和食材在調理前就要確實量好用量。可以用眼睛與舌頭測量適當的用量，如此一來，即可憑藉視覺與味覺烹調出低熱量的食物了。

小知識

飯量變小

用大碗盛一碗飯吃，還不如用小碗盛二碗來得有飽足感。建議使用看起來裝得比較多、拿起來感覺較厚重的碗來盛飯。湯碗也改用小碗的話，對控制鹽分的攝取也有幫助。

重點五　炸東西時麵衣要薄

天婦羅或油炸物的麵衣會吸收油脂。若將麵衣盡量弄薄或不裹麵衣直接炸，可以把油脂控制到最少量。若是麵衣厚的油炸物，就把麵衣留下不吃。

一天當中需攝取的食物量（1700kcal）

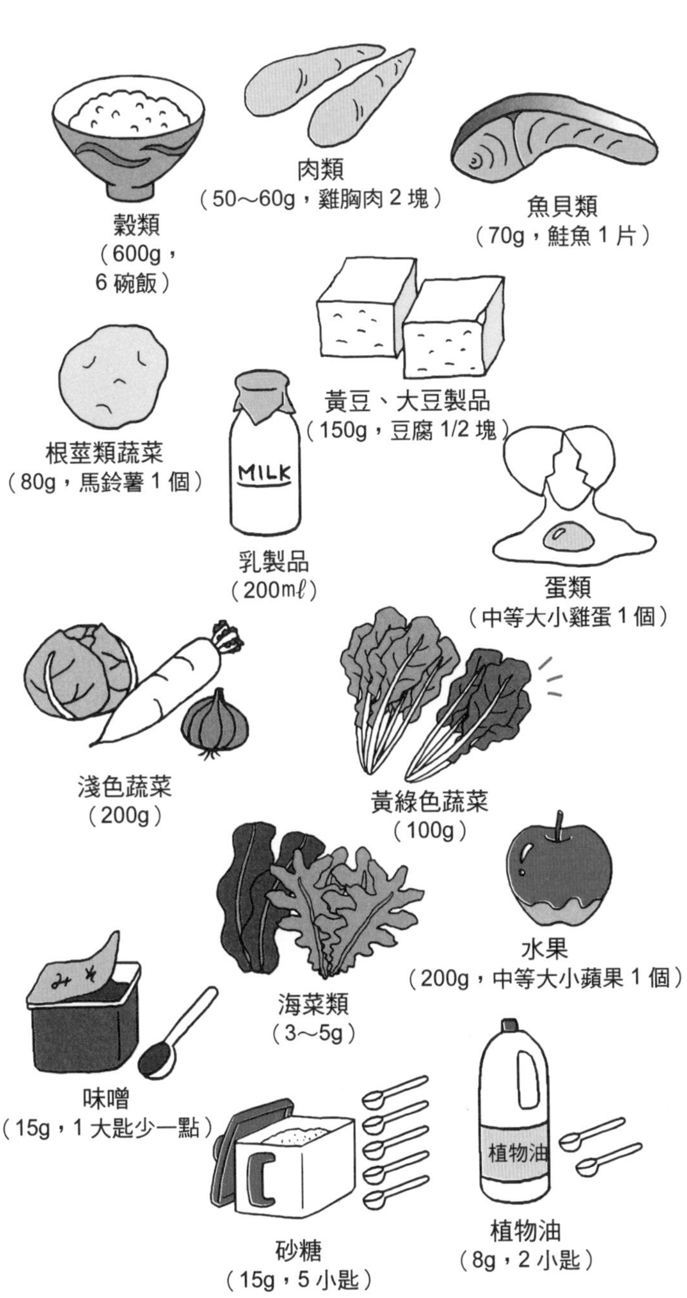

重點六　低熱量的食品組合

要符合低熱量的標準時，像肉類這種高熱量的菜色，一定要跟蔬菜、蕈菇、海菜類、蒟蒻等搭配，才能防止攝取過多的熱量。

重點七　自己調配醬汁

自己製作醬汁，可以自由調整油與鹽的分量，因此醬汁等調味料建議盡可能自己動手製作。

重點八　善用酸味與辛香調味料

為了控制油脂的攝取，有時難免會減損食物美味與濃度。因此，為了彌補這方面的缺憾，建議可以善加利用醋、檸檬等柑橘類與辣椒、黃芥末等辛香類調味料。

重點九　在增加分量上下功夫

舉例來說，如果是喜歡吃飯的人，只要把低熱量的蕈菇類或海菜類多加一些拌在飯中，就可以增加分量。

此外，常常煮粥或是什錦粥的話，即使米的分量一樣，看起來卻比乾飯的分量還要多，也容易有飽足感，可以達到避免過食的效果。

重點十　充實蔬菜菜色

增加滷菜、燙青菜、芝麻拌菜等副食蔬菜的變化，一方面可以變換口味，另一方面可以增加食物纖維的攝取量，不會擔心營養不均衡。而即使是簡單的小菜，只要菜色變化多，光是從視覺就可增加心理上的滿足感了。

小知識

減重時的進食順序

從空腹開始吃飯到飽食中樞受到刺激為止，大約需十五～二十分鐘。

為了控制熱量的攝取，不要一開始就先吃肉類等高熱量的東西，應該先從湯、沙拉或燙青菜等低熱量的東西開始細嚼慢嚥。這可以預防過量攝取高熱量的食物，對於減重很有幫助。

外食須知

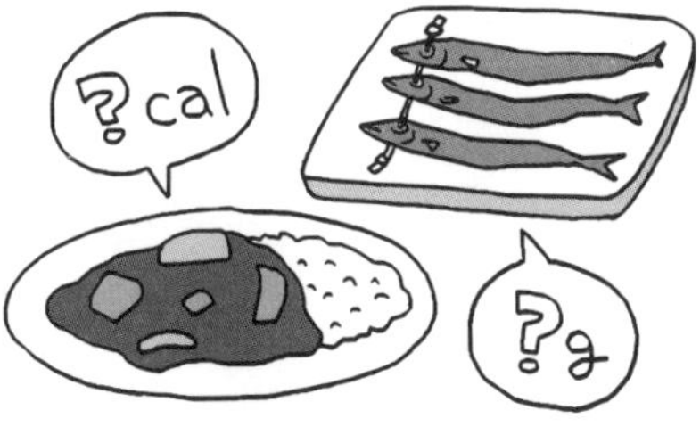

掌握常吃菜單的
熱量與含鹽量。

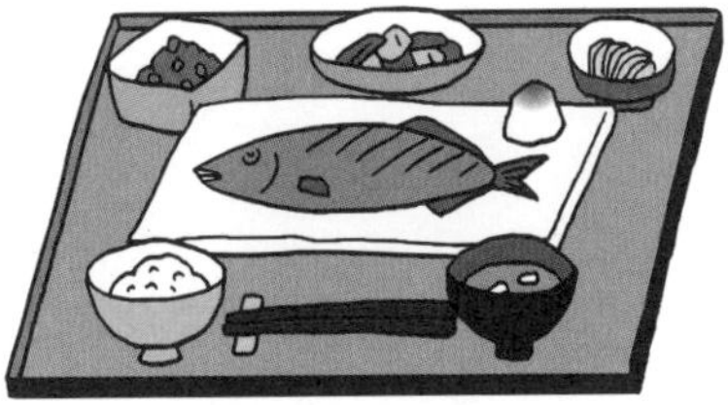

選擇套餐而非單點。

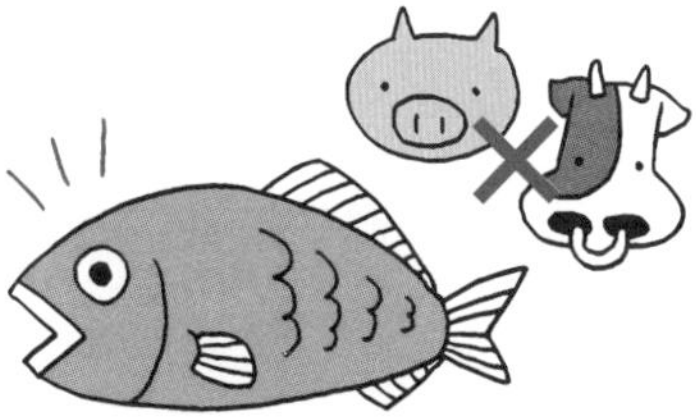

主食多選魚類而非肉類。

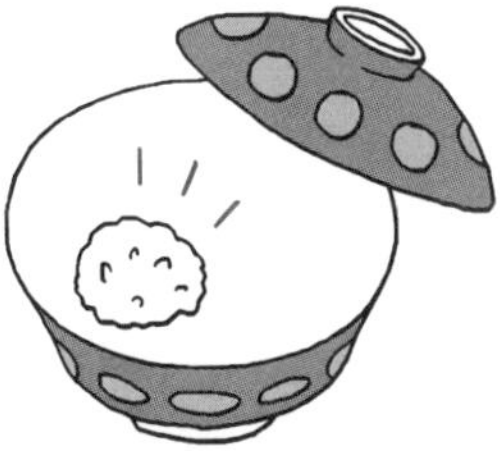

吃蓋飯時，要養成
留下少許的習慣。

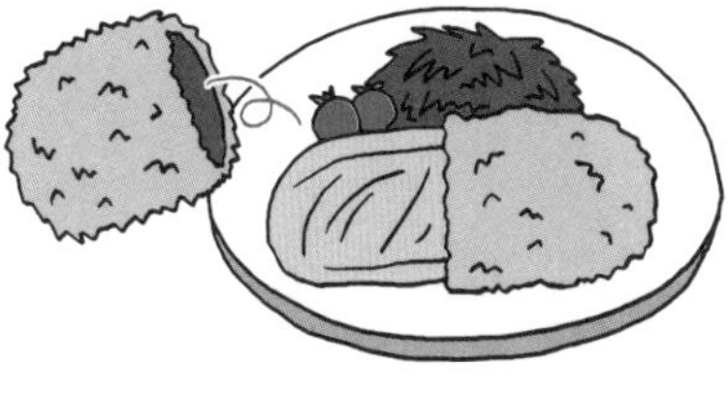

吃豬排或油炸物時要養成
把麵衣留下一半的習慣。

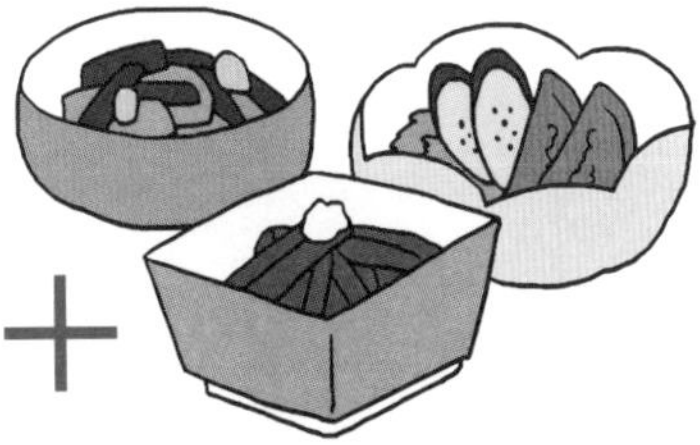

單點時要配上沙拉
或涼拌小菜。

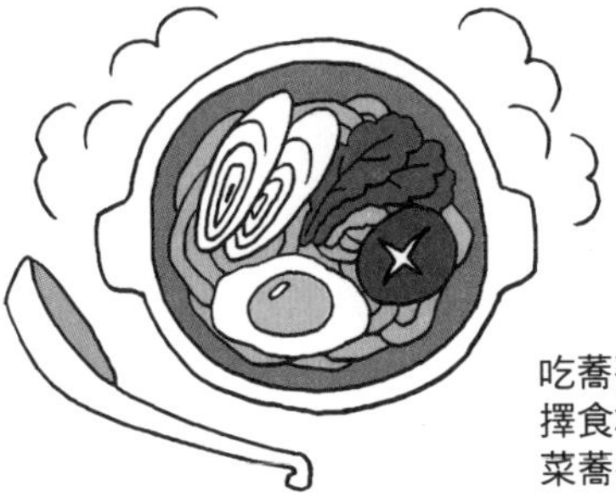

吃蕎麥麵或烏龍麵時，要選
擇食材多的鍋燒烏龍麵或青
菜蕎麥麵等。

有助於控制血壓的食品

鉀有降血壓的效果

礦物質之一的鉀，由於能夠幫忙人體將鈉排出體外，因此具有降低血壓的功效。

相對於鈉的攝取量，人體對鉀的攝取量越多，血壓越是不容易上升。即使是在已經罹患高血壓的情況下，只要能夠大量攝取鉀，血壓就會跟著下降。這些資訊都是醫學界經過多次的臨床實驗證明所得。

因此，鉀可以說是高血壓患者必須積極攝取的營養素之一。

水果、海菜類、根莖類、豆類等都含有豐富的鉀。目前已得知在日本的蘋果產地，因為高血壓病發或腦中風的死亡率，都是相當低的。

此外，鉀因為容易溶於水，可以直接生吃或打果汁。若是調理後食用，則可以做成連湯汁一起食用的料理，這些都是攝取的重點。

當然，也必須注意所含的熱量。此外，腎功能低下的人必須注意不可大量攝取鉀。

小知識

日本腦中風的死亡率以東北地區較高

依照都道府縣別的資料來看，腦中風死亡率偏高的地區，主要在東北、北關東、北陸的部分地方。原因可能是因為食用以鹽醃漬的食品比例較高。以前島根縣曾高居前十名，自從推廣「控制鹽分，積極攝取蛋白質與鉀」的活動後，腦中風的死亡率已經大為降低。

鈣質也是需要積極攝取的養分

鈣質除了是構成骨頭與牙齒的成分之外，它還具有保持血液的弱鹼性、控制神經傳導與肌肉收縮等功能。

鈣質與血壓的關係目前還不是很明確，但是由於鈣對心肌與末梢神經的收縮、調整荷爾蒙分泌、鎮定興奮的神經與肌肉等作用關係密切，因此有降低血壓的功能。

高血壓的患者一般多患有鈣質代謝異常的病症。它的症狀是細胞內的鈣質明明過剩，但是細胞外的鈣質又明顯不足；而骨頭需要鈣質，但鈣質若在血管肌肉細胞中增生，又會使血管收縮，成為血壓上升的元兇。

此外，鈣質對於骨質疏鬆症與動脈硬化的預防也扮演了十分重要的角色。當體內的鈣質含量不足時，為了保持血液中鈣質的濃度，就會從骨頭中釋出鈣質。這樣一來，骨頭就會逐漸變得脆弱，最後導致軟骨症或骨質疏鬆症。

富含鈣質的食物包括蝦米、乳製品、牛乳、小魚、沙丁魚乾、海菜類、黃豆、黃綠色蔬菜等等。

一般理想鈣質攝取量，三十歲以上的人一天約八〇〇mg以上。

鉀含量豐富的食物

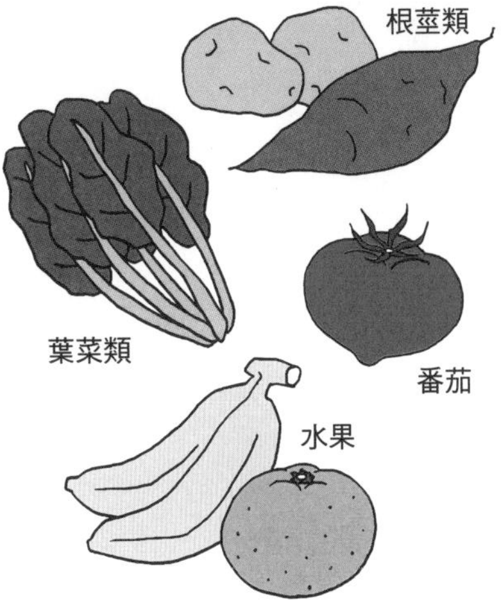

鈣質含量豐富的食物

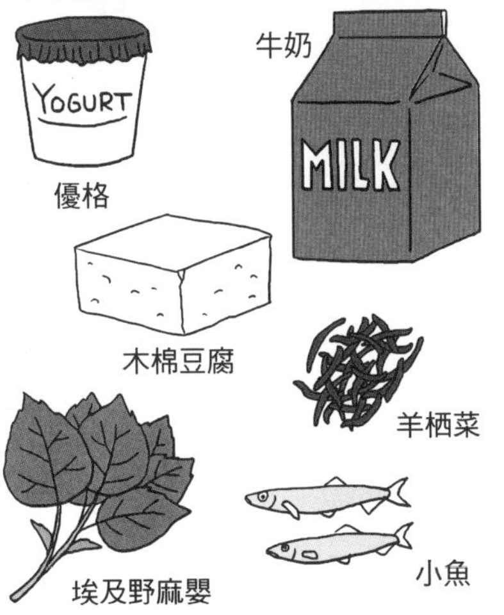
YOGURT
優格
牛奶
MILK
木棉豆腐
羊栖菜
埃及野麻嬰
小魚

鎂含量豐富的食物是天然的鈣離子拮抗劑

藥物療法中常使用一種叫做「鈣離子拮抗劑」的藥物，這種藥物具有阻止鈣質進入細胞中，以保持低血壓狀態功能的藥物。

除此之外，鎂是人體含量第四豐富的礦物質，又被稱為「天然的鈣離子拮抗劑」。當然，它的作用很穩定，如果從日常的飲食中吸收，不會有副作用，可以放心攝取。

鎂含量豐富的食物包括：杏仁、芝麻等果實類，黃豆、黑豆、豆腐等豆類製品，魚貝類，海菜等的食品，尤其以紫菜含鎂量最豐富。

但是腎功能較弱的人必須注意，最好不要大量攝取鎂，這個時候需要遵從醫師的指示，以免危害健康。

蛋白質可保持血管柔韌

蛋白質對罹患高血壓的人來說，也是很重要的養分。原因之一是只要充分攝取蛋白質，血管就可以保持柔韌。透過白老鼠實驗的結果也證實，充分給予蛋白質的實驗對照組，血管確實較為柔韌結實。

此外，蛋白質在體內利用完後，其代謝物會從尿液中排出。此時，鈉（鹽分）也會一併被帶出，可以減少鈉對人體所帶來的損害。

但是，必須注意不要過量攝取蛋白質來源的肉類。這是因為肉類含有大量會增加劣性膽固醇（ＬＤＬ膽固醇）的飽和脂肪酸。

小知識

食物纖維會主動調節血壓

食物纖維的功能是將腸子內的有害物質排出體外。此時，也會與糞便一起把鈉排泄出去，可保護身體不受鹽分傷害。

此外，尚有降低劣性膽固醇的功能，因此高血壓患者應該積極攝取食物纖維。其中，有些可溶於水的食物纖維也有這些作用，如海菜類黏液中的藻酸、水果中的果膠、蒟蒻的葡甘露聚糖等。

其他的良性蛋白質來源，還有魚貝類、黃豆、黃豆相關製品、蛋、乳製品等等，可以把這些食材善加運用在菜單當中。

牛磺酸也是降血壓的好幫手

牛磺酸是胺基酸的一種，目前被認為具有降血壓的效果，但是真正的原因尚未完全確定。然而，這也可能是因為自律神經的功能抑制了交感神經的作用而導致。

牛磺酸在體內合成的量很少，因此需要靠飲食來補充。含有牛磺酸的食物主要是動物性食物，包括干貝、蛤蠣、章魚、牛舌魚、烏賊等魚貝類。

鎂含量豐富的食物

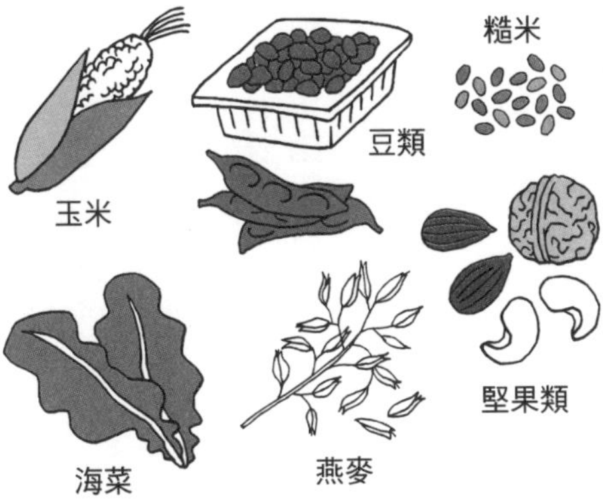
糙米
豆類
玉米
堅果類
海菜
燕麥

蛋白質含量豐富的食物

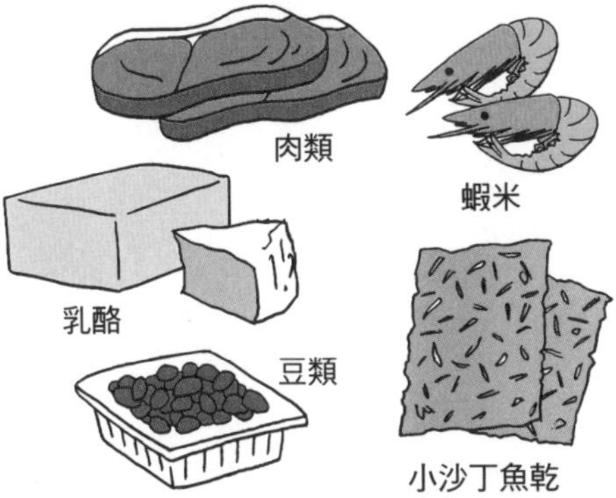
肉類
蝦米
乳酪
豆類
小沙丁魚乾

牛磺酸含量豐富的食物

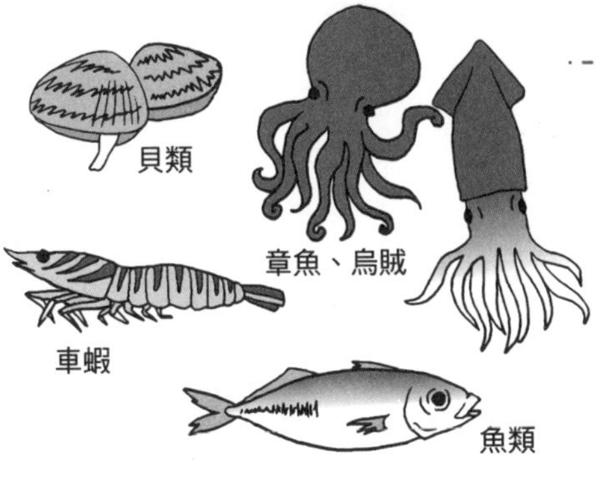

攝取脂肪的聰明概念

脂肪對於高血壓患者或是需要減重的人而言，絕對要避免攝取過量的情形發生。但是，脂肪有製造細胞膜、促進細胞成長與分裂、凝結血液、免疫反應、治療組織發炎等功能，是人體不可或缺的養分。

因此，正在進行減重的人也不可以過度限制攝取脂肪。按照厚生勞動省所規定的，成人每日所需脂肪量為一天總熱量的二〇~二五%。

此外，雖然統稱為脂肪，但是根據脂肪酸種類不同，對身體的作用也不一樣。脂肪酸一般可以分為：飽和脂肪酸、單元不飽和脂肪酸、多元不飽和脂肪酸三種，建議攝取比例為一：三：四。

EPA與DHA是有效預防高血壓的脂肪酸

飽和脂肪酸多存於肉類、牛奶、蛋等動物性脂肪中，會增加人體膽固醇含量，促使動脈硬化，不可攝取過多。

另一方面，不飽和脂肪酸，尤其是多元不飽和脂肪酸對於促進血液暢通有很大的功效，可預防動脈硬化。多元不飽和脂肪酸中，多含於魚油中的EPA與DHA對於調節血壓、預防心臟病與腦血栓等有很好的效果，油酸則可減少劣性膽固醇。

EPA與DHA含量豐富的食物包括沙丁魚、秋刀魚等青背魚類，但因為很容易氧化，所以要趁新鮮的時候食用。油酸含量豐富的則有橄欖油、菜籽油、堅果類等。

小知識

EPA與DHA

EPA是二十碳五烯酸的簡稱，DHA是二十二碳六烯酸的簡稱，都是多含於青背魚類中的不飽和脂肪酸。雖然還在動物實驗階段，但據說除了可以預防動脈硬化，還有安定情緒、增強學習能力等的作用。

最近好像有很多小孩子不喜歡吃魚，但這是兒童時期應該積極攝取的養分。

魚貝類 DHA 含量

（可食用部位以 100g 計　單位＝mg）

食品名	DHA 含量
黑鮪魚	2877
真鯛（養殖）	1830
鰤魚（天然成魚）	1785
青花魚	1781
鱺魚	1508
鰻魚（蒲燒）	1490
秋刀魚	1398
沙丁魚	1136
虹鱒	983
鮭魚	820
竹筴魚	748
刺鯧	735
日本叉牙魚	709
三線雞魚	663
星鰻	661
脂眼魚	633
梭魚	622
玉筋魚	615

魚貝類 EPA 含量

（可食用部位以 100g 計　單位＝mg）

食品名	EPA 含量
鰤魚（養殖）	1545
沙丁魚	1381
黑鮪魚	1288
青花魚	1214
真鯛（養殖）	1085
鰻魚（蒲燒）	864
秋刀魚	844
柳葉魚（半乾燥）	720
海膽	712
紫菜	629
烏賊	580
日本叉牙魚	523
鱺魚	509
鮭魚	492
星鰻	472
花鯽魚	468
玉筋魚	454
竹筴魚	408

（根據日本科學技術廳資源調查會編製之《日本食品油脂溶性成分表》製表）

小知識

亞麻油酸不宜攝取過多

以前常說紅花油所含的亞麻油酸，對於預防動脈硬化有很好的效果。但是現在已得知，若攝取過多會容易造成血栓。

需要注意的是α-亞麻酸列的油品，主要有胡麻油、亞麻仁油等。

針對生活習慣病的「飲食處方箋」

食品＼疾病	高血壓	糖尿病	痛風	高脂血症	動脈硬化	腦出血	腦梗塞	狹心症（心臟病）
白飯、麵包	■	■	■	■	■	■	■	■
麵類	▲	■	■	■	■	■	■	■
肉類	■	■	▲	▲	▲	▲	●	▲
魚貝類	●	■	▲	■	◎	●	◎	●
蛋類	■	■	■	▲	▲	▲	●	■
黃豆、黃豆製品	●	■	■	●	●	●	●	●
淺色蔬菜	■	■	■	●	●	●	■	●
黃綠色蔬菜	◎	■	●	◎	◎	◎	●	◎
芋頭、南瓜	■	■	■	■	■	■	■	■
海菜、蕈菇	●	●	●	●	●	◎	●	●
醃漬食物	▲▲	■	▲	■	▲▲	▲▲	▲▲	▲▲
水果	●	■	■	■	■	■	■	■
牛乳、乳製品	●	■	■	■	■	■	■	■
油脂類	▲	■	■	▲	▲	▲	■	▲
糖分	■	■	▲	▲	▲	▲	■	▲
鹽、醬油	▲▲	■	▲	■	▲▲	▲▲	▲▲	▲▲
醋	●	■	■	■	■	■	■	●
辛香料	■	■	■	■	■	■	■	■
日式點心	■	▲	▲	▲	■	■	■	■
西式點心	■	▲	▲	▲▲	▲▲	▲▲	■	▲▲
酒精飲料	▲	×	▲▲	▲	▲	▲	▲	▲▲
清涼飲料	■	▲▲	▲▲	▲	▲	▲	■	▲
咖啡類	▲	▲	■	▲	▲	▲	■	▲

記號說明：◎積極攝取、●大量攝取、■正常攝取、▲須節制、▲▲儘可能避免、×不攝取

調味料、加工食品與外食的鹽分

★量匙容量如下。
★量匙或圖示內的數字為鹽分量（g）。

- 迷你量匙 1匙＝2.5ml
- 小量匙 1匙＝5ml
- 大量匙 1匙＝15ml

★食鹽容量換算是以精鹽重量表示。天然鹽一般為1小匙＝5g，依產品不同水分與氯化鈉量亦不同。以精鹽1小匙＝6g為基準計算的話，實際上吃進嘴裡的氯化鈉量有可能更少。
★市售加工食品的鹽分標示有時會以鈉的量來表示。0.394g 鈉＝1g 食鹽，因此以下列公式計算。
鈉（g）×2.54＝食鹽（g）
★資料提供＝日本科學技術廳資源調查會編輯之《五訂日本食品標準成分表》，外食部分為《Diet Design BOOK》（日本慶應義塾大學運動醫學研究中心，大學醫院運動診所編）

相當食鹽量（g）	調味料（實際量）（鹽分）	加工食品（基準量）（鹽分）	外食（基準量）（鹽分）
1小匙 6		杯麵（油炸麵體75g）5.1 速食麵（非油炸麵體110g）5.5	湯麵（1人份）5.0
2/3小匙 4		杯麵（非油炸麵體110g）4.5 速食麵（油炸麵體65g）4.7	豆皮烏龍麵（1人份）4.8 豬排蓋飯（1人份）4.8 拉麵（1人份）4.5
1/2小匙 3	深色醬油 1大匙 2.7 淡色醬油 1大匙 3.0	鹹梅乾（梅肉15g）3.3	中華涼麵（1人份）3.3 千層麵（1人份）3.4 三明治（1人份）3.3
1/3小匙 2	味噌（淺色辣味）1大匙 2.2 高湯塊4g 2.3	秋刀魚乾（1尾150g）1.9	天婦羅蓋飯（1人份）2.2
1/2迷你量匙多 1.5	香醋 1大匙 1.5 蠔油 1大匙 2.0 雞骨高湯 1大匙 1.6	魚板（1大片100g）1.5 炸地瓜（1片70g）1.3 醃漬內臟20g 1.4	焗烤（1人份）1.5
1/2迷你量匙少 1	淡色醬油 1小匙 1.0 中濃醬汁 1大匙 1.0	烘烤火腿 1.0（2薄片，40g） 維也納香腸 0.9（2條，40g）	
1/4迷你量匙多 0.75	深色醬油 1小匙 0.9 蠔油 1小匙 0.7 番茄醬 1大匙 0.7	吐司 0.8（6片切，每片60g） 乾竹筴魚（1尾，50g）0.7	
1/4迷你量匙少 0.5		加工乳酪 0.6（1塊，20g） 麵包捲 0.5（1個30g） 紅豆麵包 0.5（小的1個，50g）	
一小撮 0.25	乳瑪琳 1大匙 0.2 美乃滋 1大匙 0.2	培根（薄片1片，15g）0.3 烤魚卷（一小條，15g）0.3	

居家血壓測量與飲食療法Q＆A

Q 居家測量血壓有什麼意義？

A 可以了解在醫院測量時無法得知的日常血壓。

於固定的時間裡在家中測量的血壓叫做「家庭血壓」。相同時間、相同條件，長期測量並記錄，可以了解平常在醫院無法得知的血壓狀態。

例如，可以得知在家裡血壓值低一到醫院就變高的「白袍高血壓」，或反之居家測量時很高，一到醫院卻反而下降的「隱性高血壓」。

掌握這種微妙的血壓變化，對於選擇適合的降血壓藥相當有助益，這樣才能進行適切的治療。

Q 居家如何測量血壓？

A 一天兩次，固定時間測量最為理想。

最好養成每天早晚測量兩次的習慣。

適合測量血壓的時機，早上是在起床後一小時內，上完廁所、吃飯或服用降血壓藥以前；晚上則是在睡前二小時之內，晚餐與沐浴後一小時以上才進行。但要注意的是，在這兩個時間測量血壓之前，都應該避免運動或沐浴、喝酒的行為，而且最好在放鬆的狀態下來測量。

測量的姿勢基本上是採坐姿。坐在椅子或直接坐在床上也可以，每次都要以相同姿勢來測量。然後在手腕上包上腕套，記得要與心臟的高度相同。

每回測量都要量三次，把全部的數值記錄下來。通常第一次都會比較高，之後就漸漸降低。一般取第二次與第三次血壓值加以平均，作為當時的血壓值即可。

最重要的是，血壓不只測量一兩天，是需要長期測量，因此得學著把它當成是生活的一部分。

Q 「二十四小時血壓測量計」是什麼？

A 這是一種會在一定間隔自動測量血壓的機器。

二十四小時一直帶著腕套，每十五～三十分鐘（晚上是每小時）機器就會自動測量血壓並記錄，所得血壓值就叫「二十四小時自由行動下血壓」。在「家庭血壓」中為了了解一天中固定時間的血壓傾向，可以用這個掌握單日血壓的變化與節奏。

這個測量不只可以判斷「白袍高血壓」與「隱性高血壓」，最大的好處是可以了解平常無從得知的就寢中或工作中的血壓值。

例如，就寢時或早晨血壓急遽上升的人，是處在很容易引起腦梗塞或心肌梗塞的危險中；從工作中的血壓變化，可以得知血壓如何受壓力影響。

了解自己的血壓在何時會上升，對於進行生活習慣的改善是極有參考價值的。此外，亦可確認服藥的效果，因此也是進行確實治療的重要線索。

Q 飲食療法為何需要減鹽？

A 食鹽感受度高的人，光是減鹽就可降低血壓了。

攝取食鹽時，血壓會很敏感地上升的現象稱為「食鹽感受度高」。

事實上，據推測高血壓人口有五〇％左右都是屬於食鹽感受度高的人。因此，若問到是否所有的人都必須進行鹽分控制，這確實是很難回答的，或許有些人的血壓不受食鹽影響也說不定。

但是，若要判斷是否為食鹽感受度高的人，似乎只有利用大量攝取食鹽的方法，才檢查得出血壓是否上升。因此，目前要做這樣的檢查是有其困難度的。

儘管如此，只要實行減鹽，患者的血壓就會下降的傾向，這些也都已是經過多次實驗驗證的。

例如，原本一天攝取十二克鹽分的人光是控制在八克以下，至少食鹽高感受度的人（五〇％）都可以看到明顯的降壓效果。

此外，大家也都了解到減鹽可以提升降壓藥的效果。尤其是ACE抑制劑（血管張力素轉化酶抑制劑）與ARB（血管張力素II接受器阻斷劑）的效果最為顯著。

如果能夠考慮到以上這幾點的話，無論實際上是不是屬於食鹽感受度高的人，還是都建議要實行減鹽飲食。

Q 如何分辨加工食品的鹽分標示？

A 如果是以鈉含量標示，就試著把它換算成食鹽含量。

一般市面上販售的食品中，例如香腸、魚漿、魚肉類的加工食品、速食麵等，大部分多含有大量的鹽分。

像這些市售的加工食品，有很多都是以「鈉」含量來標示食鹽含量。舉例來說，○・三九四克的鈉＝一克的食鹽。若要換算為食鹽含量，就以鈉（克）×二・五四＝食鹽（克）來計算。

一般人一天的食鹽攝取量最好控制在六克以下，這也包含了食品本身所含的鹽分，因此可以說是非常的嚴格。為了不漏掉這些隱藏的鹽分，消費者必須養成在購買加工食品時確認標示的習慣。此外，儘量避免食用加工食品，也是減鹽的訣竅。

像這種只標示含鈉量的方式，一般消費者很難了解食鹽的含量，如何改善成為消費者更容易理解的標示內容，也是今後的課題之一。

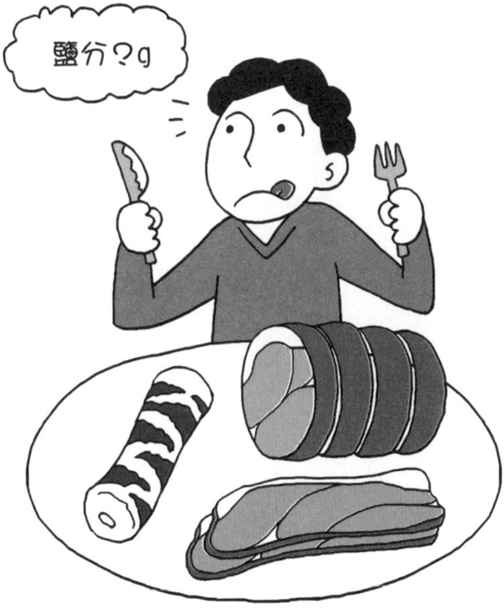

Q 飲酒時最需注意哪些事情？

A 需注意飲酒不過量、不吃過多高熱量的下酒小菜。

一般喝酒時或喝酒後血管會擴張，因此血壓就下降。但是經過一段時間，血液中的酒精濃度下降後，血管就會收縮而血壓也會回升。如果身體不斷重複這種血壓的變化，最後就會造成慢性地使血壓升高。

然而據調查資料顯示，一天喝一八〇mℓ左右的日本酒，比起滴酒不沾的人血壓反而下降；而叫目前為止每天都喝一瓶酒的人禁酒，血壓卻反而上升了。但是，一般若有喝三六〇mℓ以上習慣的人，隨著酒量增加，血壓也跟著上升。由此可知，適量飲酒對身體有幫助，但也需嚴禁飲酒過量。

若換算成酒精濃度，男性為二〇～三〇mℓ（約日本酒一八〇mℓ含量）以下，女性為一〇～二〇mℓ以下。

此外，喝啤酒時有不知不覺吃下過多的鹽分、高熱量小菜的隱憂。啤酒本身一大瓶就有約兩碗飯的熱量；另外，若是再加上高熱量的小菜，很容易就會造成熱量過高的嚴重後果。一樣是喝酒，啤酒可能就不大適合高血壓的人喝。

如果能夠注意這幾點，還是可以偶爾小酌一番的。另外，每週還需規定兩天不能喝酒，使肝臟獲得休息。

Q 夏天容易流汗，對鹽分攝取的控制是否可以放寬？

A 夏天也不可輕忽，要隨時把減鹽習慣謹記在心。

有些人可能會認為，夏天這麼熱尤其是運動時很容易流汗，需要補充水分與鹽分，所以減鹽的規定照理應該可以稍為放寬。

但一天食鹽攝取量最好在六克以下，當中還包含食物本身所含的鹽分。如此一來，實際可容許用來調味的食鹽就只剩三、四克而已。以日本為例，他們的平均攝取量是十一克，因此光是要達到這個減鹽基準，就已經需要花費很大的工夫了。

因此，若是在減鹽方面不隨時嚴加控管，一不小心就會超過攝取量。話雖如此，也不必覺得壓力太大，否則反而無法持續。如果發現鹽分的攝取量好像有些偏高，隔天就特別注意一下，像這樣不需要過度緊張，慢慢地進行減鹽計畫即可。

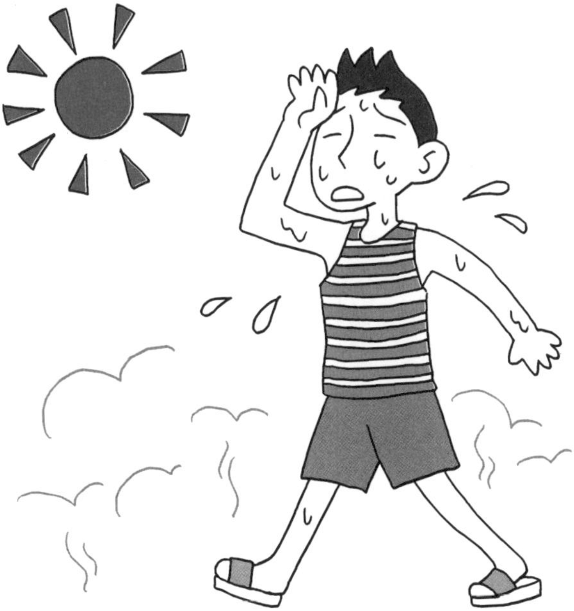

Q 瘦的人也需要控制脂肪或膽固醇的攝取量嗎？

A 有引發動脈硬化的危險性，最好還是多加留心。

高血壓患者不一定都是胖子，但是有些人即使外表看不出來，其實卻是體脂肪過多的「隱性肥胖」者。

無論如何，若持續高脂肪或高膽固醇的飲食，血液中的膽固醇就會增加，造成動脈硬化。尤其是腹部脂肪囤積的內臟脂肪型肥胖，衍生各種生活習慣病的風險就更高。在預防疾病的考量上，適量攝取更形重要。

要確認是否為內臟脂肪型肥胖者的計算方法，不只需要身高與體重的比例，還有腰圍、臀圍比的計算，這樣就可大概計算出來。腰圍（cm）÷臀圍（cm）男性一・〇以上，女性〇・八以上時，就要特別注意了。另外，肚臍高度的腰圍男性若為八五cm以上，女性九〇cm以上也是屬於高危險群。

Q 以標準體重為目標，減重二十公斤的訣竅是什麼？

A 首先以減重三公斤為目標，再逐步努力改善生活習慣。

這是有道理的，一般人只要想到一口氣要減重二十公斤，或許會有點力不從心，但也不能因此就放任不管。因為肥胖是導致高血壓等各種生活習慣病的重大原因之一。

但是，沒有必要急著一下子就瘦下來。萬一因為急速減重而導致反效果，反而有可能危害到身體健康，因此是絕對不可行的。

因此，最好能夠重新檢視飲食量與內容，注意定時做適度的運動，逐漸改善生活習慣。若只在意攝取的熱量多寡，卻使得營養失衡，那可是無法健康享瘦的。

資料顯示肥胖的高血壓患者當中，有八〇％光是減重就可以使血壓下降了。例如，每減重五公斤，收縮期（最高）血壓就下降一〇mmHg。

據推測，若收縮期血壓下降一〇mmHg，在腦中風的罹患率、死亡危險度上，男性約可降低二〇％，女性約降低一五％。

首先，先以每個月減重二～三公斤為目標，每次達到目標就再減三公斤，而以這樣的節奏堅持下去，就是減重成功的一大關鍵。

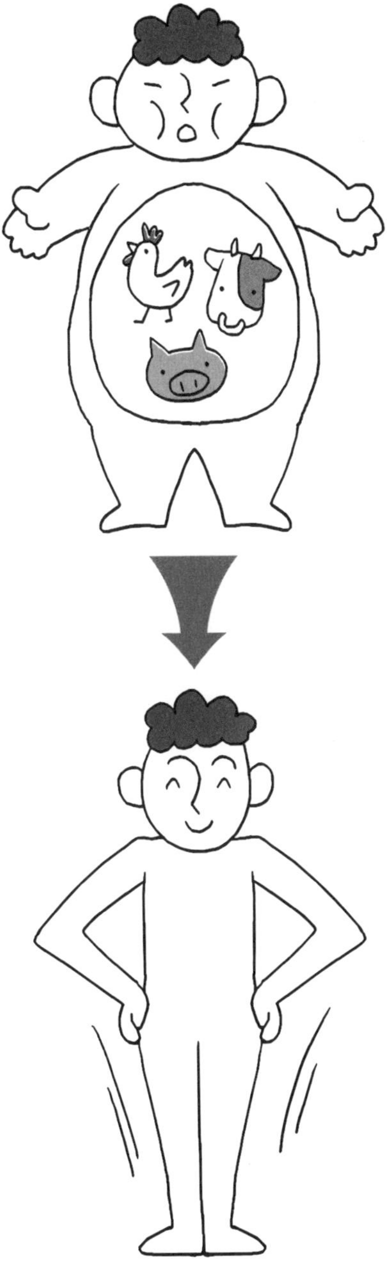

Q 有沒有具降血壓效果的食物或健康食品？

A 以攝取鉀為主的營養均衡飲食，才是最理想的。

鉀是礦物質的一種，會促進排出體內的鈉（鹽分），減少血液量，有降低血壓的功能。鉀含量豐富的食物有肉、魚、海菜類等，但其缺點是同時也含有很多鈉。鈉含量少而鉀含量多的食材有根莖類、番茄、菠菜等蔬菜，以及酪梨、香蕉等水果。

最近常聽到「健康養生食品」這個名詞，是指食品中含有特定的成分，是經科學證明對增進與維持健康有幫助的食品。

但是，最近的健康養生潮所帶來的問題點是，當演變成「這個東西很好」時，反而大家注目的焦點就變成產品本身。而這些食品的長期效果如何，目前尚無法得知。基本上，我們還是要重視營養均衡的飲食，健康食品充其量只是扮演在原本攝取的營養之外，補充發揮其效果的角色而已。

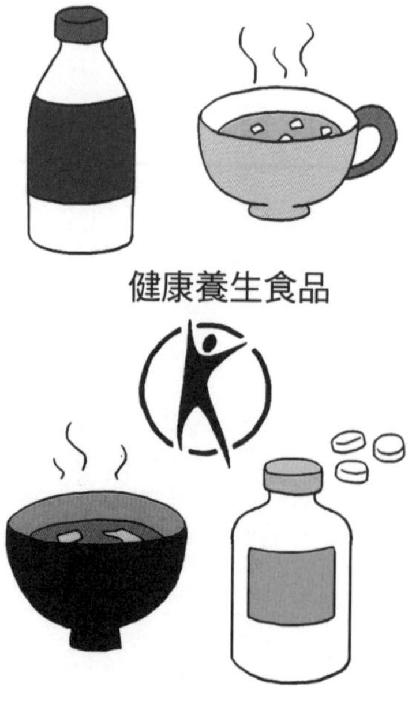

第 4 章

維持血壓的運動療法

有助於維持血壓的運動習慣檢查表

定期運動可以燃燒熱量，對減重、解除壓力也很有效。至於在增強心肺機能、肌肉等健康的維持上也是不可或缺的。因此，為了控制血壓，應該要養成定期運動的習慣。請回答以下各問題，且答案是單選；答「是」得2分，答「兩者皆非」得1分，答「否」得0分。

檢查項目	是（2分）	兩者皆非（1分）	否（0分）
①運動身體不覺得痛苦			
②看到別人運動自己也想動起來			
③比起訓練肌肉還比較喜歡走路或跑步			
④有運動鞋			
⑤每週三次固定散步或做體操等運動			
⑥通勤或購物時儘可能走路			
⑦儘可能走樓梯不坐電梯			
⑧假日不在家閒晃而常去做運動			
⑨走路速度算快			
⑩運動身體會覺得心情舒暢			
⑪假日至少會走出戶外一次			
⑫運動不拘泥勝負而是盡情享受樂趣			
⑬總是拒絕高爾夫球等運動的邀約			
⑭運動前的暖身動作或柔軟操不可少			
⑮運動後充分補充水分			
⑯避免在豔陽下或寒風中運動			
⑰預定要運動的前一天若有加班會取消運動，不勉強參加			
⑱棒球隊等團體賽若身體不舒服時不勉強參加			
小　計			

總計 ＿＿＿ 分

右頁各個檢查項目的意義

- ①～④檢查基本上是否喜歡運動。
- ⑤～⑪檢查是否有運動身體的習慣。建立持之以恆的習慣是運動療法中最重要的事。
- ⑫～⑱檢查運動時的組合與方法。運動有時會因方法不同引起反效果。這部分必須特別注意！

A

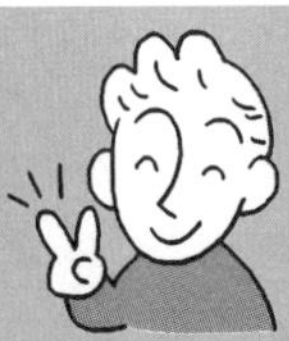

36 分

理想狀態

除了喜歡運動，也有定期運動的習慣。運動方法無誤，在血壓控制與維持健康方面做法正確，要繼續保持下去。

B

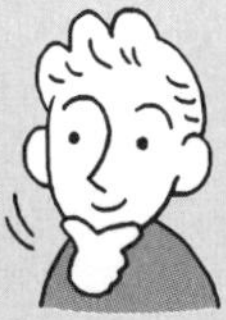

24～35 分

大致上還算理想

了解運動的重要性，在某個程度上也有確實遵行，但是尚有改善的空間，只要改善沒有選擇「是」的項目即可。

C

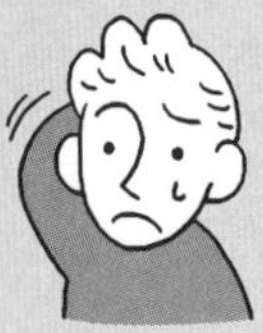

13～23 分

還有很大的改善空間

雖然知道運動的重要性，卻沒有確實執行。再這樣下去是沒有辦法控制血壓的，必須下定決心養成運動的習慣。

D

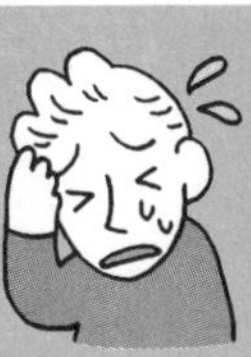

0～12 分

問題嚴重

沒有運動習慣的人一下子要叫他做運動是很辛苦的。但只要在日常生活中養成運動的習慣，對於控制血壓與維持健康就有很大的幫助。

運動療法對治療高血壓的重要性

只有少量運動就有降壓效果，而持續運動（三十分鐘以上的走路等）十週的結果，有五〇%的人收縮期（最高）血壓降低二〇㎜Hg以上、舒張期（最低）血壓降低一〇㎜Hg以上，平均降壓值則為一一／六㎜Hg。

實際上，在演變成重度高血壓前，大多不需要服藥，只要進行飲食療法與運動療法，就可以使血壓下降。

小知識

降壓速度

根據WHO報告，收縮期（最高）血壓一八〇㎜Hg以下，舒張期（最低）血壓一〇〇㎜Hg以下的病例，只要能持續進行輕度運動，最快一到三週內血壓即可下降。

適度的運動會使血壓下降

治療高血壓的另外一個基本療法就是運動療法。雖說是療法，但並未特別針對某種運動，而是指長期持續走路等簡單的運動。

目前已得知中度以下的高血壓，經由適度的運動，可以達到降低血壓的效果。WHO在一九九一年發表了有關運動療法的指導方針，提倡以運動療法治療高血壓。

一般來說，輕度的高血壓患者即使

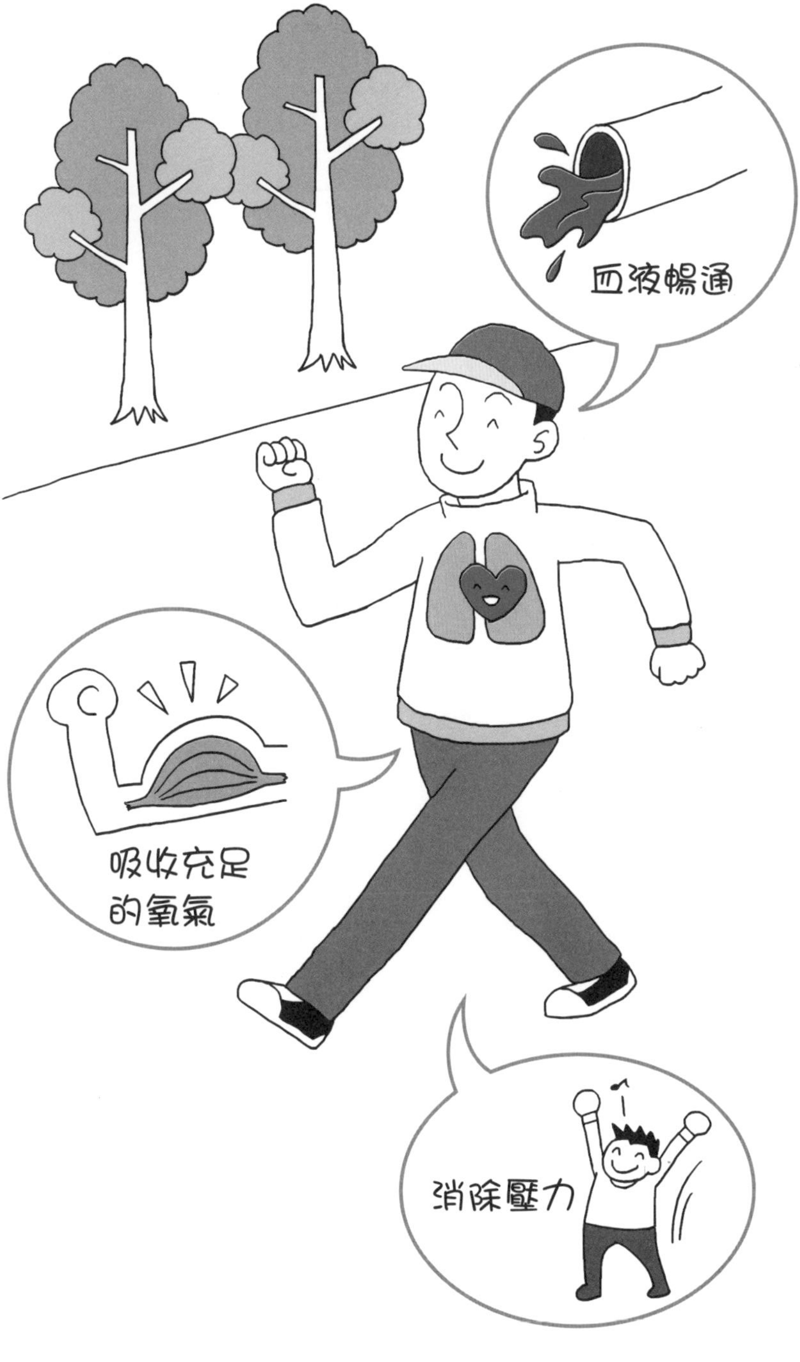
血液暢通
吸收充足
的氧氣
消除壓力

運動降血壓的機制

運動時，肌肉的新陳代謝變得很活躍，而將氧氣輸送到全身的心臟與肺臟機能也會變得活躍。當心臟與肺臟機能提升的時候，就會產生下列各種降血壓作用。

●體內降低血壓的物質會增加

定期持續輕度運動時，體內會增加牛磺酸、多巴胺、前列腺素E2等的降血壓物質。此外，因為血液中的水分減少，心臟會暫時減少送出的血液量，對於血管的壓力自然會減少，心臟與血管的負擔也就跟著會減輕。

●體內提高血壓的物質會減少

血液中的正腎上腺素、副腎上腺素等會導致血壓上升的物質，其分泌量都會減少。

此外，可適度抑制交感神經的動作，減少對刺激的過敏反應。

●可調整心臟狀態

血液循環變得順暢，血液中的總膽固醇量與中性脂肪減少，良性膽固醇（HDL膽固醇）就會增加。糖分代謝變好，因此血液變得清澈，可以抑制與預防動脈硬化。

●容易燃燒體脂肪

因肌肉結實，體脂肪容易燃燒，對消除肥胖也有幫助。

輕度運動所帶來的效果不只針對高血壓，對於被稱為生活習慣病的疾病也都非常具有療效。此外，對於解除壓力也有幫助，因此必須讓適度運動成為日常生活的習慣。

小知識

年紀越大有運動習慣的人越多

厚生勞動省的國民營養調查當中，有一份關於日本國民運動習慣（指每週運動二次且每次持續半小時以上）的調查報告。

運動習慣最薄弱的年齡層，男性是四十～四十九歲，約占一七．八%，女性為二十～二十九歲，約占一五．五%。報告結論為運動人口最多的年齡層，男女都是六十～六十九歲，分別占三九．五%與三八．一%，皆將近四〇%。

由此可知，年紀越大越了解運動的重要性。

運動降血壓的機制

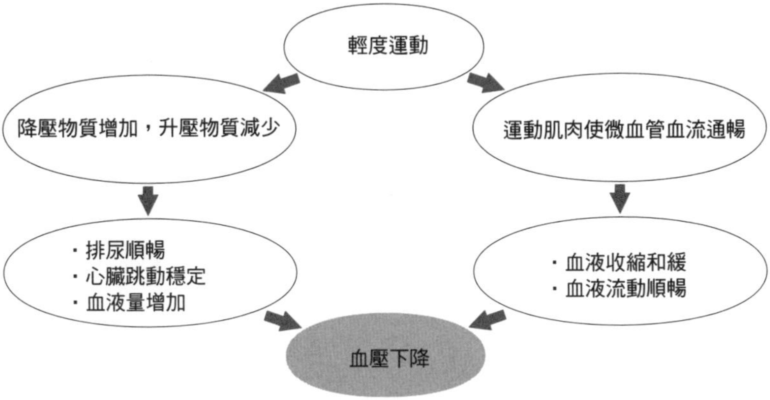

增加每天運動量

重點在於不需勉強，而是將運動加入生活當中。例如，可以嘗試步行到通勤的車站；如果搭公車的話，可以在前一站下車，多走一點路；盡量不搭乘手扶梯或電梯，改走樓梯等等，這些生活習慣的改變，輕而易舉地就可以增加運動量。

假日也可以積極地安排舒展身心的活動。例如，跟小孩玩、蹓狗、夫妻倆一起到附近散步等。尤其沒有運動習慣的人，更要隨時提醒自己，盡量多動。

其實，我們可以由一些小地方開始做起，一步一步來，一定可以看到效果的。建議大家就從自己覺得可行的項目開始實行。

小知識

使用計步器，盡量多走路

購物時，可以選擇較遠的超市；通勤時，不搭公車改以走路到車站等等做法，讓我們從日常生活中增加步行量，也是運動療法成功的關鍵。這時候可以使用計步器，以數字來確認步行的距離，也可以變成一種樂趣。

不要訂定無法達成的目標，按部就班地增加步行量，可能比較理想。

適合高血壓患者的運動

簡單的有氧運動是最佳選擇

對於高血壓患者而言，到底適合從事哪些運動呢？

一般運動可分為兩類：有氧運動與無氧運動。其中，有氧運動指的是身體一方面充分地攝取氧氣一方面運動，較具有代表性的有氧運動包括走路、騎自行車、游泳、水中運動等。

而適合高血壓患者的運動療法，正是前述的有氧運動，其中的運動以走路來說，是不分年齡都可以輕鬆進行的，因此是最具有吸引力。這些簡單的有氧運動可以適度提高心肺機能、促進血液循環，還可有效消耗燃燒熱量，有緩慢降低血壓的效果。

另一方面，光靠呼吸無法提供足夠氧氣的激烈運動，稱為「無氧運動」。伏地挺身、舉重、肌肉訓練、網球、足球等無氧運動會使血壓上升，這是不適合高血壓患者的運動。此外，槌球、棒球等團體競賽無法依自己的步調進行，又必須一分高下，這也是造成壓力的原因，因此不推薦高血壓患者來做。

小知識

運動強度測量法

運動強度是指測量運動時血液中的乳酸值。當運動後覺得身體痠痛時，代表血液中的乳酸值大幅增加。

進行有氧運動時，乳酸值不會產生變化，無氧運動時乳酸值會因體內熱量的分解而增加。當乳酸值增加到八時，肌肉會無法收縮，此時就很難再繼續運動了。

目前醫界認為，為了治療高血壓進行的運動，

以可以輕鬆負擔的運動量為準

即使是沒有患高血壓的人，在做了激烈運動之後都會心跳加速，血壓上升。因此，平常沒有養成運動習慣的人，最好從慢走開始，在不增加身體負擔的情況下，循序漸進地調整運動量，是比較安全的做法。

走路的速度大概以能夠邊談笑邊走的速度為準。每天三十分鐘或每週三天每天一小時持續進行。

此外，游泳或水中運動可以利用水的浮力支撐，較受腰力、腳力弱的老年人歡迎。

以可以邊聊天邊做的運動量為準，才是最恰當的。

適合與不適合運動療法的運動

適合	注意強度即可	不適合
散步（平地）	有氧舞蹈	肌肉訓練
騎腳踏車	爵士舞	武術
水中步行	桌球	足球
游泳	登山	羽毛球
滑雪	騎馬	排球
太極拳	網球	啞鈴體操
社交舞	籃球	保齡球
體操	浮潛	
高爾夫（1 回合）	投球練習	

各種運動的熱量消耗量

運　動	熱量消耗量的補充係數	體重 60kg 消耗 80kcal 所需的運動時間
步行 60m/分（散步）	0.0534	約 25 分
步行 70m/分	0.0623	21
步行 80m/分（正常走路）	0.0747	18
慢跑（輕度）	0.1384	10
體操（輕度）	0.0552	24
平地騎腳踏車 10km	0.0800	17
爬樓梯（上樓）	0.1349	10
爬樓梯（下樓）	0.0658	20
游泳（自由式）	0.3738	4
游泳（蛙式）	0.1614	8
高爾夫（平均）	0.0835	16

（根據日本體育協會運動科學委員會資料改編）

各年齡層運動強度一覽表

年齡層	運動結束 15 秒之後的 15 秒間的脈搏數	運動中每分鐘脈搏數
13～20 歲	30	132～128
21～28 歲	29	128～124
29～36 歲	28	124～120
37～44 歲	27	120～116
45～52 歲	26	116～112
53～60 歲	25	112～108
61～68 歲	24	108～104
69～76 歲	23	104～100
77～84 歲	22	100～96
85～92 歲	21	96～82

〔運動強度每分鐘脈搏數＝ 138 －年齡÷2〕

進行運動療法注意事項

治療前要先接受醫師診斷

高血壓患者畢竟體力有別於健康的人，如果因為運動反而傷害了健康，豈不是得不償失？無論如何，都必須以安全為優先考量，嚴禁自行進行運動療法。所以，事前接受醫師的診斷，並且確認是否適合運動與運動激烈程度，是進行運動療法的先決條件。

此時，必要的檢查包括測量血壓、靜止時與運動時的心電圖檢查、胸部X光檢查、尿液檢查、血液檢查等，尤其是為了檢查運動時心臟的狀態，需做運動心電圖檢查，醫師會根據上述檢查的結果決定適合的運動負荷。

不適合運動療法的患者

運動療法並非對所有的高血壓患者都有效。依照高血壓的嚴重程度與是否有併發症，運動療法也可能導致惡化。

以下對象是不適合運動療法者。

● 收縮期（最高）血壓一八〇mmHg以上，舒張期（最低）血壓一一〇mmHg以上的重度高血壓患者。

小知識

運動持續的時間與熱量消耗

持續運動五～十分鐘後，肌肉中的肝醣就會耗盡，之後血液中的脂肪酸與葡萄糖等就會被當成熱量源使用。如果這些也被使用殆盡，就會開始用到儲存在肝臟的肝醣與脂肪組織。

亦即為了燃燒脂肪，提高運動療法的效用，必須持續運動至少半小時。

- 患有心室肥大與冠狀動脈的患者。
- 曾經腦中風發作者。
- 患有重度心律不整者。
- 患有腎功能障礙者。
- 腳力、腰力不足與骨頭較脆弱的老年人。

運動療法的順序

運動療法須在醫師的指導下，
按照下列順序進行。

醫學檢查

測量血壓、眼底檢查、安靜時心電圖檢查、運動負荷心電圖檢查、胸部 X 光檢查、尿液檢查、血液檢查、身高體重的測量

↓

運動處方、運動時的注意指導

運動強度、運動時間、運動次數

↓

運動的實踐（1～3 個月）

↓

效果檢定、併發症檢查等

血壓、體脂肪率、血清脂質（膽固醇、中性脂肪、磷脂質、游離脂肪酸）血糖、尿酸等

↓

重新確認運動處方、用藥等

務必進行柔軟運動與緩和運動

沒有運動習慣的人或中老年人，有時候會發現體力在不知不覺中，已經衰退到自己無法想像的地步了。如果突然開始運動，有可能會發生無法預料的運動傷害；因此開始運動前，必須做充分的柔軟伸展運動。可以進行十分鐘左右的柔軟體操，緩和緊張的肌肉，讓關節放鬆柔軟。

此外，運動結束以後不要忘記再做緩和體操，並且深呼吸以去除肌肉關節的疲勞。

避免在剛起床與剛用餐後運動

剛起床時，是一天當中血壓最容易變動的時段，因此建議不要一起床就運動。此外，飯後若立刻運動，會造成腸胃負擔、消化不良，所以也應該避免，一般以飯後二小時運動最為合適。空腹時運動容易因熱量不足造成血糖過低，引發意識障礙，也需多加注意。

身體狀況或氣候不好需要休息

性格認真的人容易罹患高血壓，而且這種人若要運動也是力求完美，很容易就衝過頭。勉強地運動對高血壓的治療絕對沒有幫助。所以，當身體狀況或氣候不理想時，得視情況休息。

尤其是夏天裡，在大太陽底下容易中暑或因大量流汗引起血壓過低。此外，冬天氣候嚴寒的日子，人體也會因為寒冷使血壓變動過大，最好也要避免運動。這些時候可以改在室內運動。

小知識

進行運動療法期間避免使用的藥物

運動療法與降血壓藥物治療同時進行時，有些藥必須避免使用。例如有抑制心臟功能作用的β阻斷劑就是其中之一。

運動時交感神經會發出指令使心臟活躍，此時若服用β阻斷劑，就會阻斷神經傳達指令，結果就會導致心跳數未能跟著增加而引起缺氧。

為了避免這些情況發生，進行運動療法時一定要向主治醫師諮詢。

補充水分的重要性

運動時若不及時補充水分，可能會造成血液中的水分不足，於是血液就會變得濃稠而容易結塊。尤其是高血壓患者必須特別注意，因為這也是造成心肌梗塞與腦梗塞的重要原因。

為了避免這些危險性，運動後別忘了補充不含糖分的飲料，如水、茶、運動飲料等。

感覺身體異常應立即停止運動

運動前或運動時若發生頭暈、手腳麻痺、冒冷汗、噁心、心悸、喘息等異常現象，應該立即停止運動，做進一步的觀察。

運動後如果發生上述相同的情形，則必須中止隔天的運動，並且儘快找醫師檢查。

必須停止運動的時機

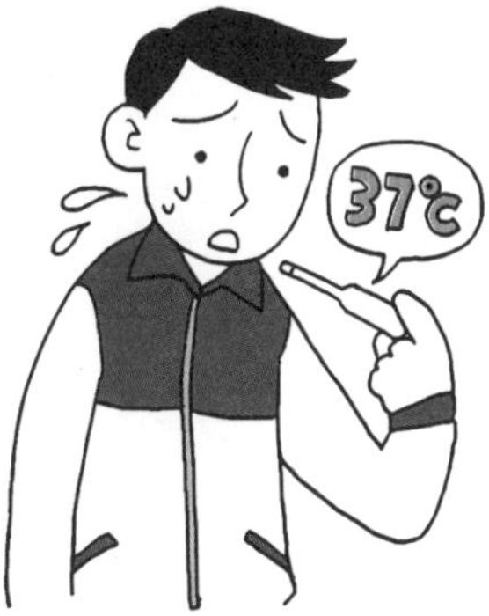

運動開始前的異常症狀

- 發燒到 37℃以上
- 血壓比平常高出 20mmHg 以上
- 脈搏 1 分鐘 90 下以上
- 容易疲憊、體重減輕
- 食慾不振、拉肚子、胃腸狀況不佳
- 噁心、想吐
- 頭痛
- 睡眠不足
- 宿醉

運動中的異常症狀

- 頭暈、手腳不聽使喚
- 手腳麻痺
- 身體動作不聽使喚
- 噁心、冒冷汗、想吐
- 頭痛
- 心悸、喘息比平時激烈
- 呼吸困難、胸痛
- 比平常疲倦
- 足部、腰部、關節皆感疼痛

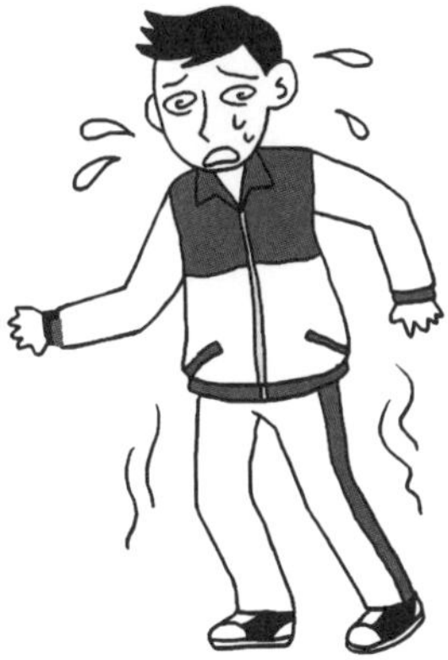

運動療法Q&A

Q 有必要進行運動療法嗎？

A 適量運動有降低血壓效果，但不宜勉強進行。

目前已得知每天做三十分鐘、心跳數每分鐘約一一〇下的運動有降低血壓的效果，日本高血壓學會、美國高血壓聯盟國家委員會、WHO等組織都在積極提倡。

但光是靠運動療法，就想要大幅降低血壓或消除肥胖恐怕有些困難。運動療法的目的是為了強化腰力與腳力、提高心肺機能、消除壓力，是當作飲食療法或降血壓療法的輔助療法來進行的。

若感覺到腰足疼痛時，嚴禁勉強進行。此外，血壓在一八〇／一一〇mmHg以上的重度高血壓患者，或同時有併發症時，在某些情況下（參見第一五二頁）是不能進行運動療法的，因此不能說對每個人都是有效的。

儘管如此，輕、中度高血壓患者在身體可以負擔的範圍內適度運動的話，降低血壓的效果還是很不錯。

Q 適合繼續打高爾夫球嗎？

A 諮詢主治醫師後，以輕鬆進行為原則。

由於高爾夫球運動需要在環境良好的地方做長距離的步行，可以說是高血壓運動療法中最適合的運動之一。

但是，在此也有幾點需要注意。在比賽當中極度緊張、因在意勝負而太過興奮的話，血壓有可能因為壓力而上升。切記要以輕鬆的態度來進行。

此外，夏天在豔陽下活動要積極補充水分，冬天則避免在嚴寒環境中打球，不然就得要有萬全的防寒準備。

無論如何，都必須先跟主治醫師確認是否可以打高爾夫球。即使是長年習慣的運動，若被診斷出患有高血壓，就必須慎重評估，再決定適合的運動方式。

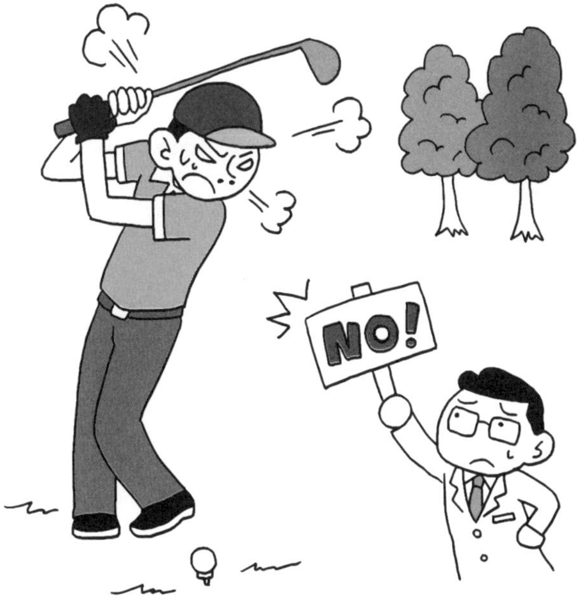

Q 進行運動療法時最重要的是什麼？

A 持續進行身體可負擔的運動。

為治療高血壓進行的運動，至少要在身體可負擔的範圍內進行。適當的運動是指可以正常呼吸，並且使肌肉伸縮的運動，像是走路或騎自行車等有氧運動。運動量的標準則以

138－年齡÷2

算出必須維持的心跳數。

例如，五十三～六十歲者是以每分鐘心跳數一一二～一〇八（參見第一五一頁）為標準。這數據大約相當於快步行走，比慢跑還要輕鬆的程度。

每天持續這種輕度運動三十分鐘以上，若每天持續有困難的話，就調整為每週三次每次一小時。若是沒有辦法持續進行三十分鐘或一小時的話，可以分三次每次十分鐘，也是有同樣效果的。

此外，即使不是「步行三十分鐘」，只要在日常生活中養成運動的習慣就一樣有效果。這樣一來，平日沒有運動習慣的人應該也做得到。在可能範圍內持續進行，讓身體逐漸習慣才是最重要的。

要注意，急速快走或肌肉訓練等運動方式，反而會使血壓上升，應該避免。

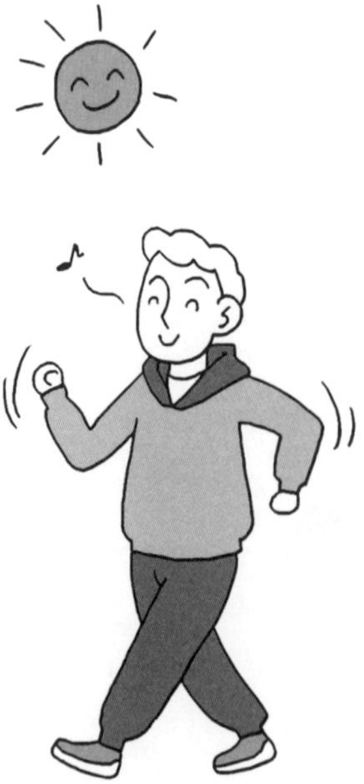

Q 運動療法要持續多久才會有效？

A 只要持續十週左右就可看出效果了。

因為運動使得循環血液量減少，交感神經緊張降低，血壓就下降了。但要運動多久才會有效果？到有實際感覺出現，大約需十週，以二個半月為標準。

據統計，持續運動（步行三十分鐘）十週的人，已確認可達到降低血壓的效果，平均收縮期（最高）血壓降低一一mmHg，舒張期（最低）血壓降低六mmHg（參見第一四六頁）。

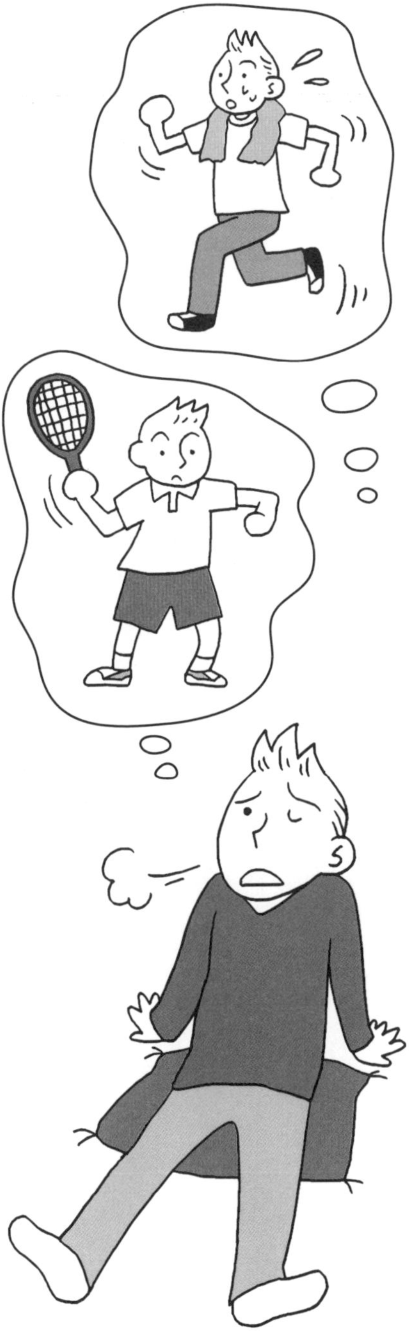

Q 運動的效果會因年齡不同而有差別嗎？

A 據調查顯示，四十一～六十歲者的效果最好。

依據韓貝魯格醫師的實驗，將實驗對象分成二十一～四十歲、四十一～六十歲、六十一歲以上三組，分組調查運動療法的成果。結果，各組分別達到降低血壓的效果，但以四十一～六十歲這組有高達八成以上的人出現成效。

這些與其說是直接受到年齡影響，倒不如說是對於因平常運動量不足而過胖的人，效果最明顯。而這一類型的人又正好多分布在這個年齡層，所以才會出現這種結果。

Q 有哪些室內運動是沒有運動習慣的人也做得到的？

A 做體操是最適合所有人的降血壓運動。

做體操可以在室內輕鬆地進行，而這項運動屬於有氧運動，手腳的伸屈都包含在其中。其他在室內可以簡單做到的，還有動動手腳讓末端血液流通；保持站姿，以腳踝踩踏或做膝蓋伸屈運動。

這些柔軟運動雖不能說可以降低血壓，但有促進下半身容易囤積的靜脈血液流動與淋巴腺暢通的效果，因此還有助於消除壓力，想到時就起來運動一下吧。

第 5 章

維持血壓的健康生活

維持血壓的健康生活檢查表

飲食與運動雙管齊下，配合調整生活習慣就可以控制血壓。以下是健康生活檢查表，可以檢視從起床到就寢這段時間自己的生活習慣與個性。請回答以下各問題，且答案是單選；答「是」得2分，答「兩者皆非」得1分，答「否」得0分。

檢查項目	是（2分）	兩者皆非（1分）	否（0分）
①早睡早起			
②保持睡眠充足			
③容易入睡且早上一下子就清醒			
④幾乎沒有便秘問題			
⑤很少生氣			
⑥不因為同事或屬下工作的情況坐立不安			
⑦不開車或開車時不會焦躁不安			
⑧對賭博或觀賞運動比賽沒有興趣，既使有也不會上癮			
⑨受人所託的工作即使來不及也不會硬撐			
⑩上司、家人、朋友拜託的事，如果不喜歡就會拒絕			
⑪工作或家事經常以自己的速度進行			
⑫總是有放鬆的時間			
⑬浴室或廁所冬天時也會保持溫暖			
⑭入浴時用溫水慢慢浸泡			
⑮洗完澡後會補充水分			
⑯到寒冷的場所會注意保暖			
⑰幾乎不喝酒或一天只喝不到一八〇mℓ的日本酒			
⑱不抽菸			
⑲有每天量體重的習慣			
⑳有隨時可以諮詢的熟識醫師			
小　計			

總計＿＿＿分

右頁各個檢查項目的意義

- ①～⑤檢查為了維持健康的重要項目。與血壓雖無直接相關，卻有間接影響。
- ⑥～⑧檢查是否為容易興奮的個性。急躁不安的個性有時是造成血壓上升重要原因。
- ⑨～⑫檢查是否為容易累積壓力的性格，是否過著悠閒的生活。
- ⑬～⑯檢查正確的入浴方式與生活中冷暖差異產生的傷害。
- ⑰～⑱嗜好的檢查。
- ⑲檢查是否努力防止肥胖。
- ⑳檢查必要時是否有接受治療或建議的環境。

A

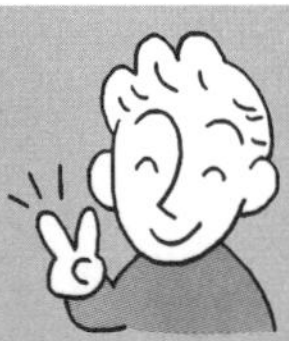

40 分

理想狀態

無論是為了血壓或健康，都過著理想的健康生活，希望能繼續持續這種不勉強、身心悠閒的生活模式。

B

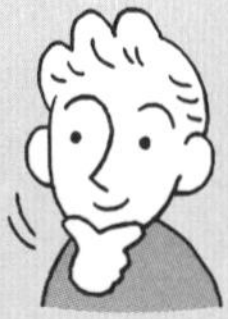

26～39 分

大致上還算理想

原本的生活習慣或個性並不會引起血壓上升，但是尚有改善的空間，只要改善沒有選擇「是」的項目即可。

C

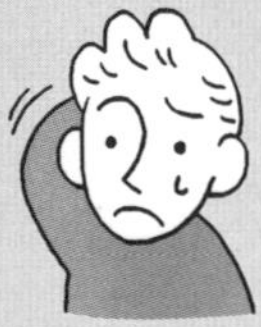

13～25 分

還有很大的改善空間

雖然明白改變生活習慣可以減少用藥量，卻因為個性和工作上無法配合，但還是儘可能努力。

D

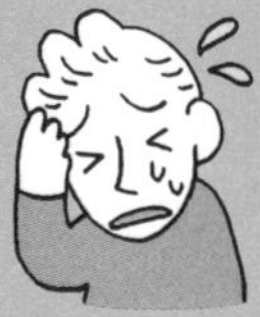

0～12 分

問題嚴重

可見並未遵守主治醫師的提醒，照這樣下去是很難控制血壓的。還是從做得到的事情開始執行，情況應該可以獲得改善的。

養成維持血壓的生活習慣

早睡早起是健康生活基本守則

一般來說，容易罹患高血壓的體質已經是無法改變的事實。然而，除此之外的致病因子，就得要從生活當中儘可能去除。

首先，先想一下一天當中最理想的行動模式，並且用一句話來說明的話，你會發現，最好的答案就是「早睡早起的規律生活」。

在控制血壓的自律神經當中，白天由交感神經負責運作，晚上則改由副交感神經運作。因此，活躍於白天與晚上的荷爾蒙也會不同。

如果重複人類本來應有的生活——白天活動，晚上休息——的話，荷爾蒙的平衡就會自動調節，成為控制血壓的第一步。

萬全的防寒對策絕對必要

在寒冷的地方為了防止體溫流失，我們身體的血管就會收縮，結果就會造成血壓上升。因此，血壓夏天低冬天高就是這麼形成的。

小知識

身體排泄注意事項

排便時只要一用力，細胞內的壓力上升，靜脈中的血液就會較難回流至心臟，導致血壓下降。當停止用力時，血液就會一舉回到心臟，因此心臟送出的血液量就會增加，使血壓突然上升，容易引起腦出血。

此外，排尿時血壓會急速下降，有時會產生暫時性的腦貧血狀態，甚至會引起昏迷，這現象稱為「排尿昏迷」。飲酒或就

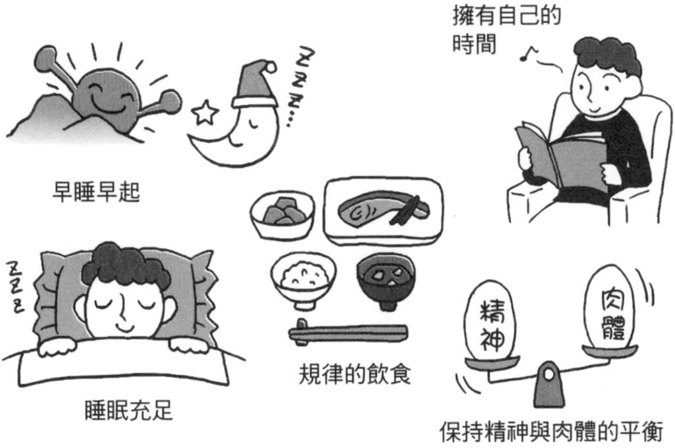

冬天裡，要特別注意從溫暖的室內突然走到寒冷的地方時，或夏天從炎熱的戶外進入冷氣房時，溫度上的急遽變化。因為有可能會使血壓上升而引起腦出血，冬天一定要有防寒對策，夏天則是要有萬全的避暑對策。

尤其是冬天時，血壓處於較高的狀態，從有暖氣的溫暖房間外出時，必須多穿一件溫暖的外套，做好防寒工作。為了防止寒氣從手、腳、脖子跑進去，戴手套、穿靴子、圍圍巾等也都有效。進出冷熱溫差大的地方時，需隨時穿脫外套，確實做好溫度調節工作。

另外，在家裡從有暖氣的溫暖客廳走到走廊時，也要養成多穿件毛線外套等衣物保暖的習慣。最好能在廁所、更衣室、浴室等處都安裝暖氣設備。

寢後上廁所，最容易發生，因此建議高齡男性養成坐下排尿的習慣，也可以把尿壺放在床邊備用。大多只要緩和幾分鐘就可恢復。

寒冷時最好在廁所裝設小型暖氣，此外，暖墊馬桶也是高血壓患者的必需品。

降低血壓的入浴技巧

剛進入浴缸時血壓會上升，繼續浸泡的話血壓就會慢慢下降。這是因為血管受熱而擴張，回到心臟的血液因水壓增加、分泌促進排尿的荷爾蒙而使得血壓下降等。像這樣若可以掌握泡澡的重點，對於降低血壓也有效果。

但是就如前面所說的，急遽的冷熱溫差恐怕會使血壓上升，進而引發腦出血與心肌梗塞。所以，入浴時記得要先把更衣室與浴室變得溫暖，再讓自己浸泡在溫水當中。水溫大約保持在攝氏三八～四〇度之間最適當，不僅可以溫暖整個身體，還能持續長時間發揮降低血壓的效果。

喜歡浸泡熱水的人一開始泡時先用溫水，再慢慢加熱使溫度上升，如此就可避免急遽的血壓變化。但是若長時間浸泡熱水，體內的水分會流失，血液就變得濃稠，容易引起血栓。所以還是避免浸泡高溫的熱水。洗三溫暖的原則也是一樣。最後，不要忘記入浴前後都要補充水分。

優質睡眠可以修復受傷的血管

一般人的血壓白天較高而睡眠中較低。尤其是高血壓患者，白天的血管負擔會提高，通常這個負擔在睡眠中可以獲得減輕。但是晚上睡眠不充足時，血管的損壞就更加惡化。

其中，相信有些高血壓患者還有不容易入眠、半夜會自動醒來等睡眠障礙的症狀。

小知識

入浴安全須知

- 血壓為收縮期血壓一八〇mmHg以上，舒張期血壓一一〇mmHg以上。
- 血壓升高的早晨。
- 運動後。
- 飲酒後入浴。

若身體處在前述這幾種情況，入浴是很危險的。

此外，服用降血壓藥物後，血壓有時會過低。為免消化不良，飯後也要隔一段時間再入浴。

這些人大多是夜貓子，早上賴床、白天活動不足、生理時間已經打亂，這樣子的人就更需要早睡早起的規律生活作息。

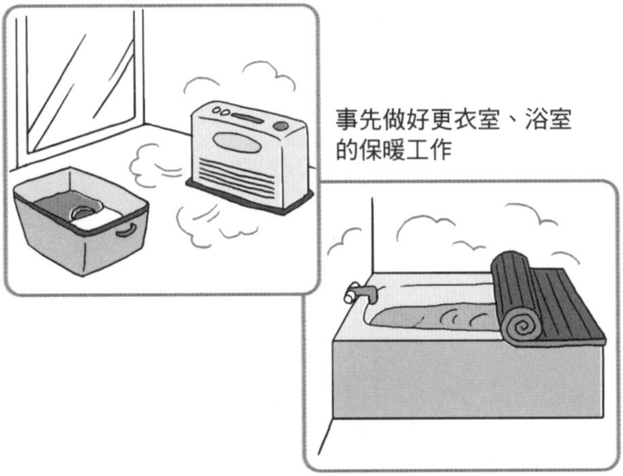

事先做好更衣室、浴室的保暖工作

睡前悠閒地浸泡溫水，使用自己喜歡的精油、讀點輕鬆的讀物、聽聽音樂等等，可以用自己喜歡的方法，營造一段專屬的身心放鬆時間。

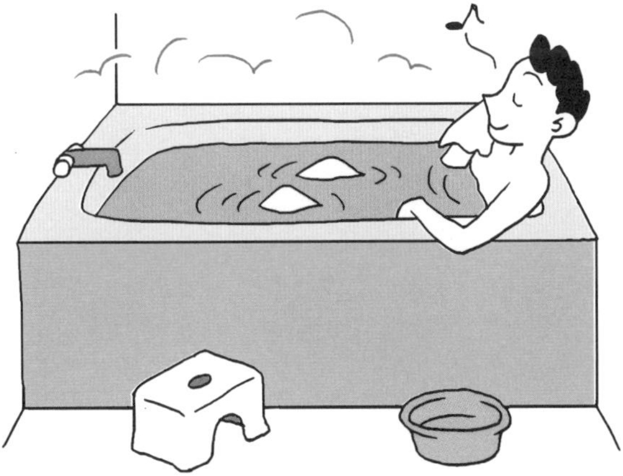

以 38～40℃溫水浸泡身體

小知識

坐式馬桶可防止血壓上升

蹲式馬桶的蹲姿會使腹壓升高，進而引起血壓上升。此外，與坐式馬桶相比，排便時更需要花力氣，這又會讓血壓值產生大幅波動。

為了防止血壓突然上升，引發高血壓，坐式馬桶還是比較理想的選擇。

酒精的安全攝取量

酒精的攝取並不一定都對身體有壞處。適量飲酒反而有促進血液循環、降低血壓的效果，另外也可以增進食慾、放鬆心情。

但是，飲酒過量會使心跳數上升，增加心臟的負荷，同時使得血壓上升。如果持續每天大量地飲酒，還可能會造成肥胖。

那麼，到底攝取多少酒精量才算適量呢？一般來說，一天適當的酒精攝取量：男性為二〇～三〇mℓ、女性為一〇～二〇mℓ以下的酒精量。男性的攝取標準大約是中罐啤酒一瓶或日本酒一八〇mℓ左右，女性攝取標準則約是男性的一半或三分之二。

抽菸等於是自殺行為

在餐廳、車站、交通工具中，世界上禁菸的場所越來越廣泛，開始覺得丟臉的老菸槍也年年增多了。但是從健康層面來看，抽菸簡直就是花錢縮短自己的壽命的自殺行為。

香菸含有尼古丁、焦油、苯等一百種以上的有害物質。其中，尼古丁會讓血管收縮，促進分泌讓血壓上升的荷爾蒙，而導致血壓上升。只要抽一根菸就會使收縮期（最高）血壓上升一〇～二九mmHg、每分鐘的心跳數也會上升一〇～二〇次／分，並持續二十分鐘。

此外，抽菸的時候肺部會吸入大量的一氧化碳，結果使得輸送到全身的氧氣量減少。

小知識

克服菸癮的祕訣

菸癮發作時，該如何有效轉移注意力呢？嚼無糖口香糖、含冰塊、喝茶等行為，的確都具有移注意力的效果。參加醫療機構舉辦的戒菸計畫，也可與醫師商量後使用戒菸輔助劑。

咖啡因的影響

咖啡、紅茶、綠茶所含的咖啡因都會使血壓暫時上升，但是會不會對身體造成慢性影響，說法卻又不一。雖說盡量避免過量攝取咖啡對健康比較好，但一天喝下一到二杯左右，對血壓的影響程度很小。

於是，心臟為了補充氧氣，於是拚命地送出血液，結果給心臟與血管帶來很大的負擔。

對以高血壓為首的各種生活習慣病患者而言，抽菸簡直就是自殺的行為。此外，即使自己不抽菸，光是周遭人的二手菸就含有大量的有害物質，請盡量避免待在充滿菸味的空間裡。

高血壓患者每天可攝取的酒精量

酒精種類	酒精濃度（%）	飲用量（mℓ）
清酒 16.5 度	16.5	181
清酒 16 度	16	187
清酒 15.4 度	15.4	194
黑啤酒	5	599
啤酒	4.5	666
葡萄酒（紅、白）	12	250
燒酒 35 度	35	85
燒酒 25 度	25	120
燒酒度 20	20	150
威士忌 43 度	43	69
威士忌 40 度	40	75
威士忌 39 度	39	76
白蘭地 43 度	43	69
白蘭地 42 度	42	71
白蘭地 39 度	39	76
伏特加 50 度	50	60
伏特加 40 度	40	75
琴酒 47 度	47	63
琴酒 37 度	37	81
蘭姆酒	45	66

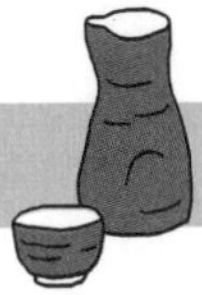

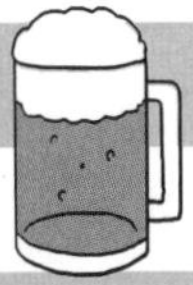

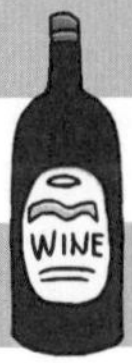

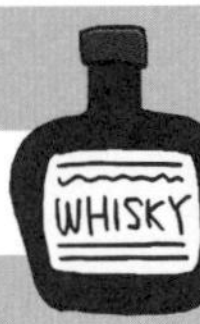

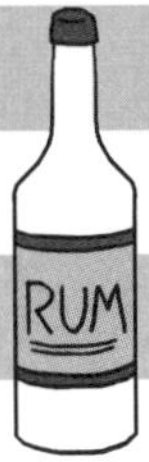

講求完美的個性易使血壓上升

除了生活習慣以外，有些人是因為人格特質屬於事事追求完美，因此容易累積壓力，久而久之心理因素便影響到生理狀態，導致血壓上升。

實際上，這類型的人容易引發高血壓或動脈硬化，也常併發心肌梗塞與腦梗塞。

從另一方面來說，粗線條、照自己的步調走、不在意升遷、對於競爭鑽營沒有興趣的人，當然就比較不容易感受到壓力。

所以，也可以說具有這種人格特質的人比較不會罹患高血壓。這種個性看起來比較不會出人頭地，但是對健康來說卻是正面的。

找到適合自己的減壓方法

其實，要改變事事講求完美、容易累積壓力的個性不是那麼簡單的事。然而，要找到一個適合而且有效的解除壓力的方法，應該是不難做到的。

定期進行走路、游泳等有氧運動，對於消除壓力的確有很大的幫助。除此之外，聆聽喜歡的音樂、參加自己有興趣的活動等方式，也不失為有效的消除壓力的方法。

消除壓力的方法每個人都不一樣，建議可以向醫師等專業人士或機構尋求諮詢協助，嘗試找出最適合自己的健康減壓方法。

還有，擔任主管階級管理職的人必須注意，不要獨自一人把大小工作一手

小知識

認識容易罹患高血壓的A型性格

這裡所說的「A型」跟血型沒有任何關係，而是以前美國調查過的行動模式的類型之一。那是把在某家企業服務的男性職員的行動模式分為A型與B型，並且追蹤調查其健康狀態。

結果發現A型性格的人比較容易引起狹心症與心肌梗塞。A型性格特質包括：勤勞、責任感強烈／朝目標努力，強烈希望得到上司認同／競爭心強／容易焦躁不安／認真、較有心機等。

與慢郎中、只在乎自我步調的B型性格相較之下，A型性格罹患心肌梗塞、狹心症的發病率與死亡率大約是B型的二倍。

包辦，要懂得適時分工和授權，有些事情可以交辦的就應該交代給下屬。

同樣的道理，家庭主婦也是要適時適度放下家事與小孩，讓自己有個調適身心的機會，才不至於因壓力過大而影響健康。

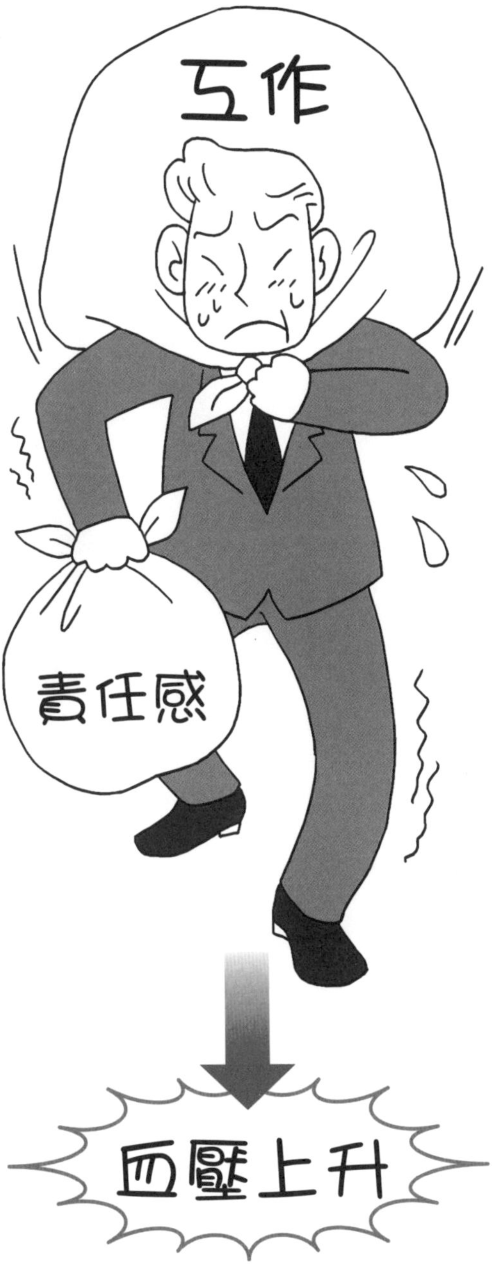

一日生活作息總體檢

起床

從起床到出門前，最好預留一小時充裕的時間。清爽舒適地清醒後，展開舒服的一天。記得，起床前先在棉被中輕輕伸展手臂、手指、腳，最後再慢慢起床。

不及格行為表現 睡到剛好要出門的時間才急急忙忙地起床，十萬火急地準備出門。如果是休假日，便又懶散地睡到中午才肯起床。

分析與導正 有些人是屬於早上剛起床時血壓會升高的「早晨高血壓」類型。一起床就馬上去上廁所、用冷水洗臉，這些習慣都會導致血壓急速上升，因此必須特別注意。

此外，有些人為了要彌補平常的睡眠不足，一到假日就睡到日上三竿。這種不規律的睡眠習慣也會嚴重破壞生理時鐘。

因此，就算到了休假日，也要盡量在跟平常差不多時間起床。總而言之，保持規律的生活作息對於身體健康是很重要的。

小知識

早上從容行動是鐵則

早晨時刻是交感神經運作最不安定，也是一天中血液變動最大的時段。有些人是屬於早晨時刻血壓會異常上升的「早晨高血壓」。所以，極力避免在這個時段讓血壓上升，才是最重要的鐵則。

起床到出門為止至少要預留一小時，好在室內悠閒的度過。

早餐

注意減鹽、低熱量，確實攝取白飯、煎魚、燙青菜、清湯等營養均衡的早餐。

不及格行為表現 因為想多睡一點就不吃早餐。

分析與導正 早餐是人要進入白天活動狀態，重要的熱量來源。這一餐即使攝取碳水化合物也很難變成體脂肪。相反地，如果不吃早餐，容易導致一天裡必需的養分不足。

另外，如果長時間空腹，之後再攝取的養分就容易變成體脂肪，堆積在體內，無法排除。因此三餐最好要規律進食，維持八分飽的狀態，才是正確的減重概念。

通勤

通勤時間要預留充裕一點，盡量早出門選擇較不擁擠的交通工具。

不及格行為表現 老是趕在剛剛好的時間行動，而且總是飛奔上車。

分析與導正 被時間追著跑的壓迫感、擠車的不舒服等等，這些壓力都是使血壓上升的原因。

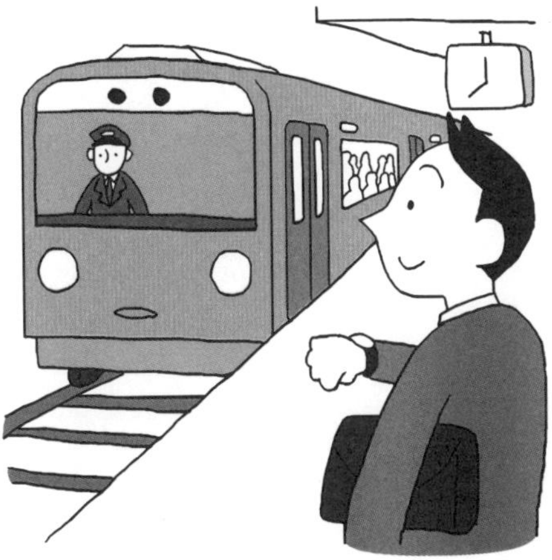

小知識 男性腦中風好發於星期一

有資料顯示，男性腦中風死亡案例最常發生在星期一。時段大約在天亮後到早上七點，與下午三點到傍晚之間為最高峰。

這應該是工作壓力導致。每當假期結束，一想到又要開始工作一星期，壓力便隨之而來使血壓上升。所以，星期一最好不要安排壓力大的工作。

此外，假日如果睡得太晚，整天無所事事會破壞生活步調。放輕鬆發揮自己的興趣，到戶外做些簡單的運動吧！

工作

寫下當天必須完成的工作、當週必須完成的工作等等，再協調排出適當的行程表。確實依照優先順序，有條不紊地進行工作。

不及格行為表現 每件事情看起來都很重要，不做不行的事情堆積如山，心情會變得很急躁。

分析與導正 比較在工作場合與在自己家裡測量到的血壓，舒張期（最高）血壓會高出五～一〇mmHg、收縮期（最低）血壓會高出一〇～二〇mmHg。

像這種職場壓力其實正是高血壓的大敵。期限緊迫的工作或需要承受很大壓力的事情，最好找其他人幫忙或訂定適切的計畫。

中餐

可以和熟識的同事或下屬到附近的簡餐店用餐。建議盡量選擇蔬菜色豐富的套餐，邊談些較輕鬆的事情，邊慢慢用餐。可以的話，準備自己做的減鹽便當。盡量避免討論與工作相關的話題，輕鬆度過午餐時間。

不及格行為表現 吃便當、速食等餐點快速解決午餐，一邊吃飯一邊檢討工作的事。

分析與導正 速食所含的熱量較高，容易造成營養不均衡。

此外，訓戒下屬或檢討工作等行為也是造成血壓上升的原因。至少吃飯時暫時忘記工作的事，放鬆一下才是最理想的。

小知識

開車與高血壓

開車時即使是正常人，收縮期(最高)血壓也會上升三〇至四〇mmHg。依據調查結果顯示，如果超速的話會上升四〇mmHg以上，遇到路人突然闖出來等狀況而緊急煞車時更會上升五〇mmHg以上。

因為塞車而坐立不安時血壓也會上升。已經有高血壓的人只要稍微一點刺激血壓就容易上升，所以上升的幅度更大。

此外，若服用中樞性交感神經抑制劑，有時會引發瞬間判斷力低下。因此患有重度高血壓的患者盡量不要開車比較好。

會議

參加會議時要注意保持呼吸順暢，中途休息時間可以稍作休息，深呼吸、做做伸展操。

在會議中即使是與自己的意見不相同，也要認真傾聽，冷靜地討論。

不及格行為表現 對沒有進展的內容或不滿意的結果感到焦躁。不小心就抽很多菸，會議室裡弄得煙霧瀰漫、呼吸困難。

分析與導正 壓力、香菸都是引發血壓上升的原因。不抽菸的人也會因為其他人的二手菸而使身體產生壞影響。

此外、認為不滿意的事情需要適當反應，不要過度壓抑忍耐，做不到的事情要懂得明確拒絕。

開車

開車到合作的公司拜訪時要考慮到塞車的可能性，最好提早出門，給予充分的時間行動。

不及格行為表現 時間出發算得剛好，卻在路上塞車，心情顯得焦躁不安。

分析與導正 時間不充裕的話，心情也會失去平靜，壓力會反映到血壓上。

回家

工作告個段落就下班回家。

不及格行為表現 吃點心、喝罐裝咖啡填肚子，繼續加班。

分析與導正 點心是造成鹽分或糖分攝取過量主要原因之一，另外罐裝咖啡含糖量也很高，平常應避免攝取。

小知識

賭博與高血壓

參加賽馬或賽車等賭博遊戲，若只是為了轉換心情玩玩的話還好，如果太過熱中，反而會變成血壓上升的原因。

買的賭馬彩券大爆冷門、打麻將分數高聽牌、打高爾夫輕擊球、圍棋象棋快要分出勝負時等時刻，血壓就會急速上升。甚至長時間打麻將不肯休息，也會出問題。

因此，無論從事什麼活動，都要講求「適度」，才不會有害健康。

晚餐

以蔬菜為主，攝取營養均衡的減鹽餐。細嚼慢嚥充分享受用餐的樂趣。

不及格行為表現 在下班途中到居酒屋用餐，吃油炸的東西配酒，不小心就喝得爛醉如泥。原本戒掉的菸也不小心就抽了起來。

分析與導正 大量飲酒、抽菸都是導致高血壓的原因。下酒小菜也應該盡量節制，不要吃高熱量的油炸物，以水煮蔬菜或魚為主。喝酒時由於能放鬆情緒，很容易就會失去節制，應該避免。

飯後

聽聽喜歡的音樂、看電視、做自己有興趣的事情，悠閒地度過。

不及格行為表現 喝到爛醉前擠車回家。或是看球賽轉播等，很容易激動了起來等等。

分析與導正 喝酒、看球賽、賭博、打電動等都要注意。因為心情一激動，就會引起血壓上升。

入浴

飯後二到三小時，睡前一個小時前洗完澡。以溫水浸泡，溫熱身體。

不及格行為表現 喝醉酒還沒清醒，就泡熱水澡。

分析與導正 因酒精使血管擴張，血壓下降，若再浸泡熱水是雙重危險。大量飲酒後有時會因利尿而造成脫水症狀，再加上泡熱水的話，水分不足會使得血液變濃稠。

小知識

性興奮與高血壓

性興奮會使血壓上升多少呢？根據國外調查指出，二十四～四十歲血壓正常的男性收縮期血壓會上升四〇～五〇mmHg。這跟在寒天中泡熱水是相同程度的數值。除了重度高血壓患者以外，不需要刻意避免性行為。

但是，過度疲勞、飲酒時發生性行為等危險性都很高，夫妻之間在輕鬆的狀態下行房很重要。

此外，有時降血壓藥物也會導致性慾減退、勃起不完全等副作用。此時要向主治醫師諮詢，變更藥物內容。

就寢

洗完澡，在溫暖的房間做些伸展運動。看看書、享受自己喜歡的精油香味，放鬆心情直到上床休息。

不及格行為表現 泡熱水後酒醒，因為口渴，又拿啤酒當睡前酒喝。

分析與導正 啤酒通過喉嚨的刺激，會讓喉嚨一瞬間覺得滋潤，但其實是沒辦法補充體內的水分，必須喝水補充水分。此外，睡前酒只能喝極少量，如果喝太多，過了兩至三小時就會醒來，之後就很難再入睡了。優質的睡眠還是不能依靠睡前酒的。

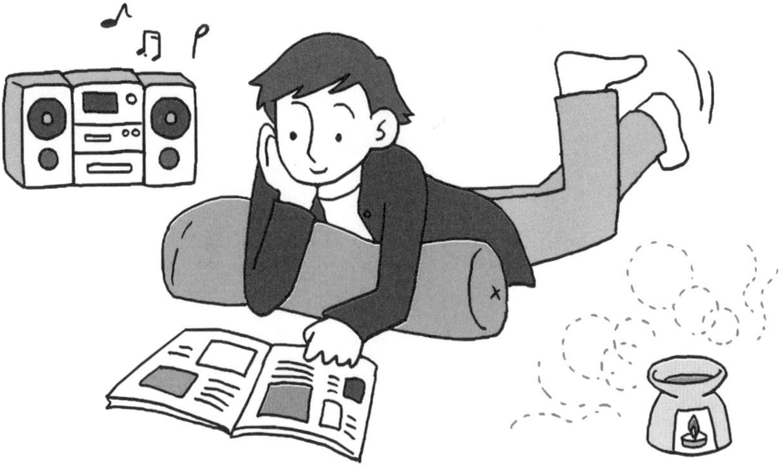

小知識

芳香療法

芳香療法使用植物萃取出的精油，是植物療法的一種。植物成分會隨著香氣進入體內療癒身心。尤其是睡前在房間或枕頭上薰香，有放鬆的效果，可以獲得深層的睡眠。放鬆效果佳的精油來源包括薰衣草、檀香（白檀）、天竺葵等。

維持血壓的健康生活Q＆A

Q 需要戒菸嗎？

A 需要。因為心肌梗塞、狹心症、肺癌等病症都和抽菸有關。

抽菸時，主要成分尼古丁會刺激腎上腺，大量分泌會使血壓上升的荷爾蒙。此外，因為會促使交感神經活躍，一抽菸血壓馬上就會上升。但是，目前尚未了解長期抽菸對於造成高血壓是否有慢性影響。

儘管如此，香菸仍是心肌梗塞、狹心症最大的危險因子之一，跟肺癌更是有絕對的關係。甚至於除了吸菸者本身，更會危害周遭的人。

或許有些人會說，戒菸「反而會因為壓力而使血壓上升」，然而這樣的壓力只是一時的，並不需要太擔心。

抽菸的害處只要不戒菸就會持續存在，權衡得失，是否需要戒菸，答案就很明顯了。

Q 老年人泡澡安全嗎？

A 選擇正確的泡澡方法，也可以發揮降血壓的效果。

剛進入浴缸泡澡時，血壓會上升。隨著身體漸漸變暖，血管擴張後血壓就會下降。

這個降血壓作用在泡完澡後還會持續一小段時間。因此泡澡對高血壓患者來說，絕對不是壞事，問題是出在泡澡的環境與方法。

尤其需要特別注意的是冬天裡泡澡。在冰冷的更衣室脫光衣服的話，血壓一定會上升。而如果熱水很燙，因為交感神經的作用，當身體泡到水裡時，血壓上升得更劇烈。洗完澡後血壓又一下子下降。

問題就是出在血壓的變動。年紀大的人這種血壓的變動會越大。

常常聽到老年人在澡堂出意外的報告，其實大部分都是跌倒所致。這是因為從熱水中出來時，血壓急速下降而引起暫時的頭暈或貧血所造成。

此外，因為水壓的關係血液循環會集中在身體的中心，心臟負擔會變大。這對心臟不好的人來說有可能會致命。

也就是說，泡澡時要盡量避免急遽的溫差變化。

維持更衣室的溫暖，熱水溫度要調整到四十度以下。這樣子就可以避免很多危險。老年人必須特別注意這些事情，入浴時家人仍然不可掉以輕心。

Q 飲料中所含的咖啡因對血壓有影響嗎？

A 一天最多只能喝二到三杯含咖啡因飲料，或改喝茶。

咖啡因有促進血管收縮的作用。因此，不適合大量飲用咖啡因含量多的咖啡、紅茶、綠茶等。每天控制在二到三杯比較好。

不過，綠茶含有豐富的具降血壓作用的鉀，還有兒茶素具抗氧化效果。含咖啡因較少的茶可以補充鉀與兒茶素，建議高血壓患者可以飲用。

Q 若被診斷為早晨高血壓，日常生活需注意什麼？

A 起床時先深呼吸再慢慢起來，避免激烈的動作。

即使是血壓正常的人，一天當中血壓也會不斷變動。晚上睡覺時血壓下降，到了快起床時又開始上升；白天血壓較高，到睡前幾小時又開始下降。

但是服用降血壓藥物的人，半數以上有早晨血壓特別高的現象，這叫做「早晨高血壓」。白天降血壓藥的藥效發揮，血壓較低，到了隔天早上剛好過了藥效時限，血壓就升高。也有報告顯示，早上一清醒血壓就突然上升的「早晨激增」型，引起腦中風的比率也增加了三成。

為了避免這樣的潛在危險，可以變更藥物種類或改變服藥時間來應對。

另外，生活中還有幾點需要注意的事如下：

首先，早上醒來不要立刻起床，先深呼吸數次後再慢慢起身。

洗臉避免用冷水，要用溫水。還要注意身體不要過於前傾，以膝蓋彎曲的姿勢洗臉。

起床到出門前要預留充足的時間梳洗整理自己，悠閒地度過美好的早晨。

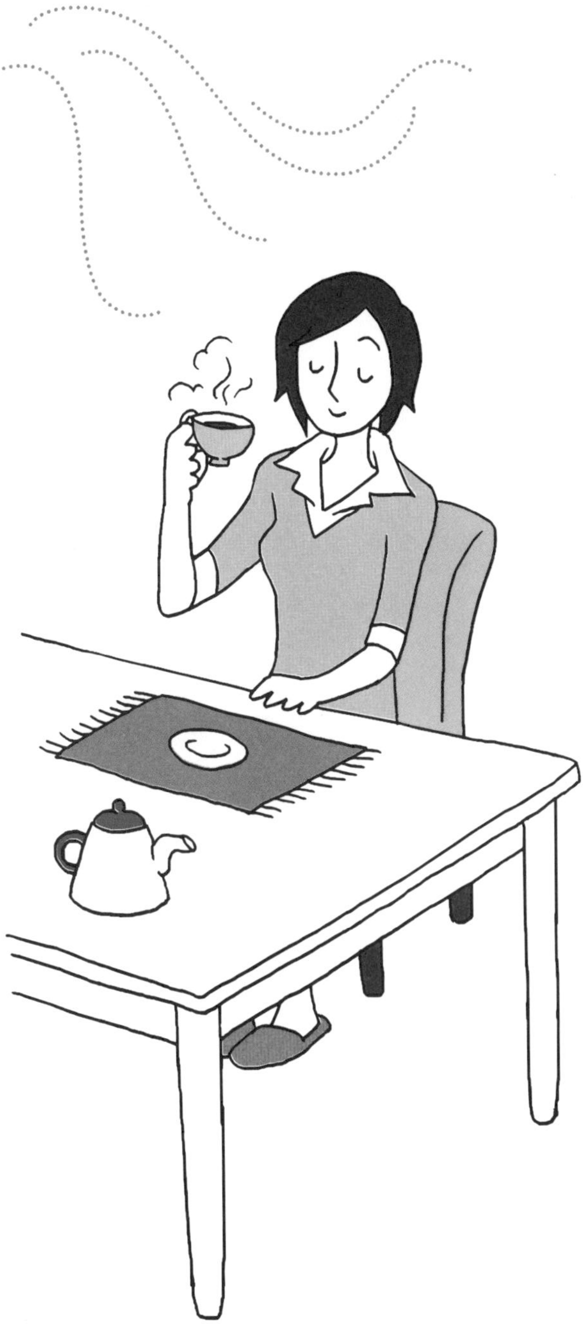

Q 高血壓患者如何消除壓力？

A 最重要是取得可以悠閒放鬆的時間。

上下班交通問題、人際關係等日常生活壓力，周遭親友的不幸，轉職、離職等環境變化造成的壓力等等，在我們的生活當中，各種各樣、或大或小的壓力無處不在。

壓力是造成血壓升高主要的原因之一。如何好好處理、不累積壓力，也是治療高血壓對策中的一環。

此外，有自己的興趣也很重要。像散步等輕度運動跟運動療法結合，可說是一石二鳥。但不只是運動，園藝、手工藝、閱讀等什麼都可以，最理想的狀態是可以擁有動態的運動與靜態的嗜好，與人同樂或自己享受的事情等各種不同的興趣。

嚴禁興起無謂的競爭心態、在豔陽下或寒風中硬撐，珍惜輕鬆悠閒的時間才是最重要的。

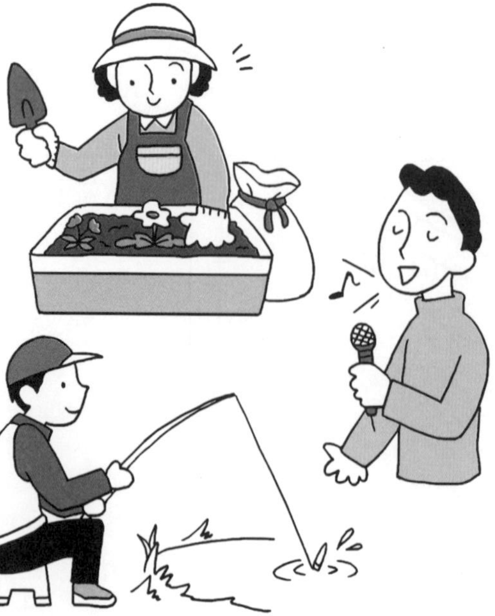

第 6 章

降血壓藥物治療

降血壓藥的用途與用藥須知

降血壓藥物的治療時機與目標

高血壓的治療方式包括飲食療法、運動療法、改善生活習慣等非藥物療法。如果在持續這些治療的情況下，血壓仍然沒有下降，或是變成重度高血壓時，這時就必須考慮進行降血壓藥物治療方式。

降血壓藥物用藥時間的準則如下：高危險群要立即進行治療；中危險群在進行非藥物療法一個月後再開始治療；低危險群在三個月內血壓仍然無法下降到一四〇／九〇mmHg以下時，再開始服用降血壓藥（有關危險群分類說明請參見第九三頁）。此外，患有糖尿病與慢性腎臟病時，也必須立即進行降血壓藥物治療。

每天定時服用降血壓藥、定期到醫院就診、觀察藥效與副作用之外，還有調整藥的組合與藥量。然後依照年齡設定降壓目標，持續進行治療。

血壓目標值：高齡者為一四〇／九〇mmHg以下，青少年、中年為一三〇／八五mmHg以下，糖尿病、腎功能障礙

小知識

吃藥最好配白開水

無論服用哪種藥，都要記住吃藥時要配開水。如果配茶的話，藥物一旦吸收茶水成分，恐怕會產生變化。此外，把藥咬碎會使藥物比平常快溶解，藥效也會增強，但是基本上不要用咬的，最好用吞的。

患者則為一三〇／八〇mmHg以下。

採取降壓藥治療的目的——預防併發症

高血壓患者服用降血壓藥，雖然可以使血壓下降，但是並沒有辦法完全根治高血壓。

降血壓藥物治療的目的是使血壓值下降，維持在正常的狀態，以預防高血壓引起的併發症。

因此，只要還是在服用降血壓藥期間，仍然要進行飲食療法、運動療法等非藥物療法。很多患者常因為藥效發揮作用使血壓開始下降，就以為血壓已完全恢復正常，於是又回歸原本的生活習慣。事實上，此時的高血壓患者還是需要持續進行非藥物治療的。

初診時的高血壓管理計畫

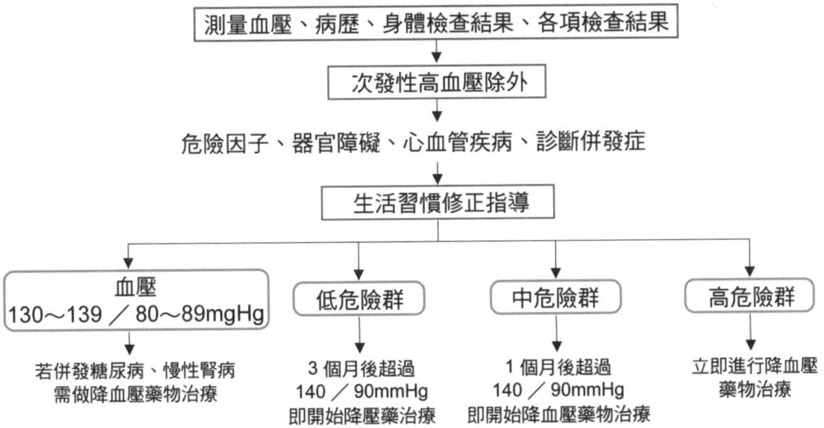

（日本高血壓學會《高血壓治療指導方針2004》資料提供）

小知識

入浴、飲酒前後不可服藥

泡澡、喝酒時，血管會擴張使血壓暫時性地下降。這個時候如果服用降血壓藥藥效會太強，以致引起起立性低血壓，造成暈眩、頭暈，因此必須避免。尤其對老年人來說，這是引發腦梗塞、狹心症的關鍵，不可不小心。

降血壓藥的種類

降低血壓的藥可分為擴張血管用藥，與減少體內血液循環量用藥。

擴張血管用藥包括：鈣離子拮抗劑、ARB（血管張力素II接受器阻斷劑）、ACE抑制劑（血管張力素轉化酶抑制劑）、α阻斷劑、中樞性交感神經抑制劑、血管擴張藥等。這些藥物都是以不同功效使血管擴張來降低血壓。

除此之外，還有減少血液量，使血壓下降的藥物——利尿劑，以及具減少心搏出量、降低血壓功能的β阻斷劑。其中，利尿劑能夠使腎臟發揮功能，將血液中多餘的水分與鈉從尿液中排出，達到減少血液量、降低血壓的效果。

挑選降血壓藥時，還需考慮到患者的年齡、性別、併發症類型等條件，才能選擇最適合的藥物。

多種藥物併用的效果與副作用

判斷出何者為適當的降血壓藥後，基本上是先從低用量單獨使用。如果血壓沒有下降時，再增加藥量或加入少量其他藥物。如果併用兩種藥物還是沒有發揮效果時，就再增加一種。像這樣併用數種藥物，即是要得到藥物間互補、相乘的效果。

此外，控制單一種類藥物量的優點，是比較不易引起副作用。

但是有時因為藥物的組合，會導致藥效、副作用太強或反而減低作用。因此，在調配處方時必須把這些因素都一併考慮。

小知識 **小心與市售成藥併用**

感冒藥中的解熱鎮痛劑（對乙醯氨基酚）會減弱利尿劑的效果，但若只服用一星期左右就不會有問題。使用於胃潰瘍、十二指腸潰瘍的組織胺H2接受器拮抗劑，會使鈣離子拮抗劑的作用增強，需特別注意。中藥裡的甘草也有提高血壓的作用。

緩脈

心臟會以一定的節奏收縮，每分鐘約五十～八十次，緩脈族是指次數低於五〇。假設原本每分鐘脈搏八十次的人降到四十次，每次壓縮的血液量若不到二倍，就無法將所需血液送到全身。如此一來心臟為了補足就會增大，

主要降血壓藥的適用對象與用藥限制

降血壓藥	適用對象	用藥限制
鈣離子拮抗劑	腦血管疾病病發後、狹心症、左心室肥大、糖尿病、老年人	房室阻滯
ARB	腦血管疾病病發後、心臟衰竭、心肌梗塞病發後、左心室肥大、腎功能障礙、糖尿病、老年人	懷孕、高鉀血症、兩側腎動脈狹窄
ACE 抑制劑	腦血管疾病病發後、心臟衰竭、心肌梗塞病發後、左心室肥大、腎功能障礙、糖尿病、老年人	懷孕、高鉀血症、兩側腎動脈狹窄
利尿劑	腦血管疾病病發後、心臟衰竭、腎衰竭（環利尿劑）、老年人	痛風
β阻斷劑	狹心症、心肌梗塞病發後、頻脈、心臟衰竭	氣喘、房室阻滯、末梢循環障礙
α阻斷劑	高血脂症、前列腺腫大	起立性低血壓

不可與降血壓藥併用的藥物與食品

藥物併用時需要特別注意的是，β阻斷劑和會引起緩脈的鈣離子拮抗劑併用的影響，而這兩種藥物都是降低脈搏數的藥物。

除了降血壓藥以外，還有鈣離子拮抗劑和強心劑毛地黃製劑、使用於胃潰瘍、十二指腸潰瘍的組織胺H2接受器拮抗劑、使用於勃起功能障礙的威而剛等也有同樣的情形。

在食物方面，在服用鈣離子拮抗劑的同時，還吃葡萄柚，結果則有可能讓鈣離子拮抗劑的作用過強。

使用非類固醇消炎藥的時候，利尿劑、β阻斷劑、ACE抑制劑都會減弱降壓效果。

造成心室肥大，最後導致心臟衰竭。

經常併用的藥劑

①鈣離子拮抗劑與 ARB
②鈣離子拮抗劑與 ACE 抑制劑
③ dihydropyridine 系鈣離子拮抗劑與β阻斷劑
④ ARB 與利尿劑
⑤ ACE 抑制劑與利尿劑
⑥利尿劑與β阻斷劑
⑦β阻斷劑與α阻斷劑
⑧鈣離子拮抗劑與利尿劑

降血壓藥的種類、效果與副作用

降血壓的藥物依照其發生作用的地方不同，而有不同種類的區分。以下介紹主要使用的降血壓藥效果與副作用。

鈣離子拮抗劑是目前使用最多的藥物

鈣離子拮抗劑原本是被開發出來作為治療狹心症與心律不整的藥物，沒想到偶然被醫學界發現具有降低血壓效果，目前則已成為最常被使用的降血壓藥物。

如前文所述，當細胞內鈣離子一增加，血壓就會上升。鈣離子拮抗劑的功能正是阻止鈣離子從細胞外進入細胞內部，使細胞內的鈣濃度下降、血管擴張與降低血壓。

尤其是**nifedipine**（是鈣離子阻斷劑的一種藥品名）具有強力的降血壓效果，對於重度高血壓患者也發揮了很大的效用。

nifedipine問世後，因為腦出血等引起的死亡率已大大降低。但是這種強力的血管擴張作用會使交感神經活化，引發心悸、頻脈是其缺點。

而同時期被開發出來的**diltiazem**

小知識

藥名的分辨方式

藥物因其作用分類為鈣離子拮抗劑、利尿劑等等。還有依成分取的「藥名」、製藥公司的「商品名」。

例如：鈣離子拮抗劑系列中，**nifedipine**是藥名，**Adalat**、**Adalat L**、**Adalat CR**等是商品名。

HCl（藥品名），成分與 nifedipine 不同，但降低血壓的效果較溫和，不會引起心悸、頻脈等副作用。

效用持續二十四小時且副作用少的藥物

之後，各種鈣離子拮抗劑陸續被研發上市。最早上市的 nifedipine 由於有藥效時間短、會產生血壓變動等缺點，後續研發的藥物皆屬長藥效的藥物都陸續登場。

其中代表性的有 amlodipine besilate（藥物名），一天服用一次效果可持續約二十四小時。這對早晨高血壓與夜間高血壓也有效，同時也已經被證實有預防因高血壓引起的腦血管障礙、心肌梗塞的效果。

此外，amlodipine besilate 與其他藥物相比，使用鈣離子拮抗劑時常發生的消化道出血、惡性腫瘍等副作用發生機率較低，由於價錢便宜而被廣為使用。

鈣離子拮抗劑及其副作用

藥物種類	藥品名	商品名	副作用
dihydropyridine 系	nifedipine 徐放錠	Adalat,L,CR	●肝功能障礙 ●頭痛 ●心悸 ●頻脈 ●臉頰潮紅
	nicardipine HCl	Perdipine, LA	
	benidipine HCl	Coniel	
	manidipine HCl	Calslot	
	amlodipine besilate	Norvasc Amlodin	
	cilnidipine	Atelec Cinalong	
	nitrendipine	Baylotensin	
	nilvadipine	Nivadil	
	felodipine	Munobal Splendil	
	efonidipine	Landel	
	azelnidipine	Calblock	
benzodiazepine 系	diltiazem HCl	Herbesser, R	●緩脈 ●房室阻滯

（注）商品名中，有「,」與英文字母的藥品，表示前述藥物名稱再加英文字母為其商品名。例如 Adalat,L,CR，表示有 Adalat、Adalat L、Adalat CR 三種。

ARB是副作用最少的最新降血壓藥

ARB稱為血管張力素Ⅱ接受器阻斷劑，也是最新的降血壓藥。

血管張力素轉化酶（ACE）對血管張力素Ⅰ起作用，會產生血管張力素Ⅱ。當心臟血管、腎臟的接受器接收到血管張力素Ⅱ，就會發揮提高血壓的作用。而ARB正可以阻斷這個接受器的作用，讓血壓下降。

效果緩和、副作用少正是ARB的優點（只有極少數的個案在用藥後會發生肝臟功能減弱、發疹、起立暈眩、輕度頭痛等症狀）。

要注意的是，孕婦與重度腎功能障礙患者不可使用ARB。前者用藥後會使胎兒死亡率增高，後者則是會產生高鉀血症與腎臟功能惡化。

ACE抑制劑具有保護器官的效果

ACE抑制劑是與鈣離子拮抗劑同時期研發出來的藥物，可阻斷當血管張力素Ⅱ由血管張力素Ⅰ產生出來時，變得活躍的ACE。以ACE抑制劑來抑制使血壓升高的物質——血管張力素Ⅱ，增加可降低血壓的物質——緩動素，來降低血壓。

此外，ACE抑制劑保護器官的效果也很好，對患有糖尿病、腎功能障礙的高血壓、心肌梗塞或腦血管障礙導致的高血壓等都有效果。

只是ACE抑制劑具有會引發乾咳、發疹、發癢、味覺障礙等的副作用，目前已漸漸減少其使用量。

小知識

到固定的藥局購藥

若同時到多家醫療機構、服用數種藥物，在藥物的組合管理上是非常麻煩的。有時也會因為併用數種藥物而導致副作用加劇的情況。

近來持醫師處方箋至藥局購藥的情況已日漸普遍。因此若保持到固定藥局購藥，也可避免發生藥物併用引起的問題。

ARB 及其副作用

藥物種類	藥品名	商品名	副作用
ARB（血管張力素 II 接受器阻斷劑）	losartam	Nu-Lotan	●頭痛 ●發疹 ●頭暈、起立暈眩 ●嘔吐 ●噁心
	candesartan	Blopress	
	valsartan	Diovan	
	olmesartan	Olmetec	
	telmisartan	Micardis	

（注）不適合 ARB 藥物者：孕婦與重度腎功能障礙者。

ACE 抑制劑及其副作用

藥物種類	藥品名	商品名	副作用
ACE（血管張力素轉化酶）抑制劑	captopril	Captoril, R	●乾咳 ●發癢 ●發疹 ●味覺障礙 ●腎功能障礙惡化 ●抑制骨髓造血作用 ●高鉀血症
	enalapril Maleate	Renibace	
	alacepril	Cetapril	
	lisinopril	Zestril Longes	
	imidapril HCl	Tanatril Novarok	
	tamocapril HCl	Acecol	
	quinapril HCl	Conan	
	perindopril	Coversyl	
	cilazapril	Inhibace	
	trandolapril	Odric Preran	

（注）商品名中，有「,」與英文字母的藥品，表示前述藥物名稱再加英文字母為其商品名。例如 Captoril, R，表示有 Captoril、Captoril R 二種。

利尿劑排出鈉與減少血液量來降低血壓

利尿劑會對腎臟產生作用，促進鈉與水分的排泄，減少循環血液量而達到降低血壓的目的。依利尿劑的作用機制可分為thiazide系利尿劑、非thiazide系利尿劑、環利尿劑與鉀保持性利尿劑四種。

●thiazide系利尿劑與非thiazide系利尿劑

使用最廣泛的利尿劑，可以抑制腎小管內鈉的再吸收，有減少循環血液量與降低血壓的效果。而非thiazides系利尿劑成分與thiazides系不同，但效果是相同的。兩者都沒有嚴重的副作用，但對低鉀血症、痛風、糖尿病、高血脂症等，在代謝方面有不好的影響。為了避免這些情況，會減少藥量或與ARB、ACE抑制劑等併用。

●環利尿劑

利尿效果比thiazide系利尿劑還要強。有重度腎功能障礙或心臟衰竭病症之高血壓患者亦可使用，有強力的利尿作用。副作用是對低鉀血症、痛風、糖尿病、高血脂症、低鈉血症等在代謝方面有不好的影響。

●鉀保持性利尿劑

thiazide系利尿劑與環利尿劑的缺點是，在排泄鈉的同時也會促進鉀的排泄。而改善這一點的就是鉀保持性利尿劑。效果溫和又可保持鉀，適用於特殊的高血壓病例。副作用是男性可能會引起勃起不全或男性女乳症，女性則是出現月經異常或不正常出血等情形。

小知識

低鉀血症

是指血液中鉀濃度異常低下的狀態。會因為利尿劑的副作用或原發性留鹽激素症而引發。低鉀血症惡化時，會出現肌肉無力、胰島素分泌低、心律不整等症狀，嚴重時甚至可能致死。

這種症狀需服用增加鉀量的鉀製劑來治療。

利尿劑及其副作用

藥物種類	藥品名	商品名	副作用
thiazide 系利尿劑	trichlormethiazide hydrochlorothiazide benzylhydrochlorothiazide	Fluitran Dichlotride Behyd	●低鉀血症 ●高血脂症 ●高尿酸血症、痛風
非 thiazide 系利尿劑	tripamide indapamide	Normonal Natrilix	●高尿酸血症、痛風 ●肝功能障礙
環利尿劑	furosemide	Lasix Eutensin	●低鉀血症 ●低鈉血症
鉀保持性利尿劑	triamterene spironolactone	Triteren Aldactone	●高鉀血症

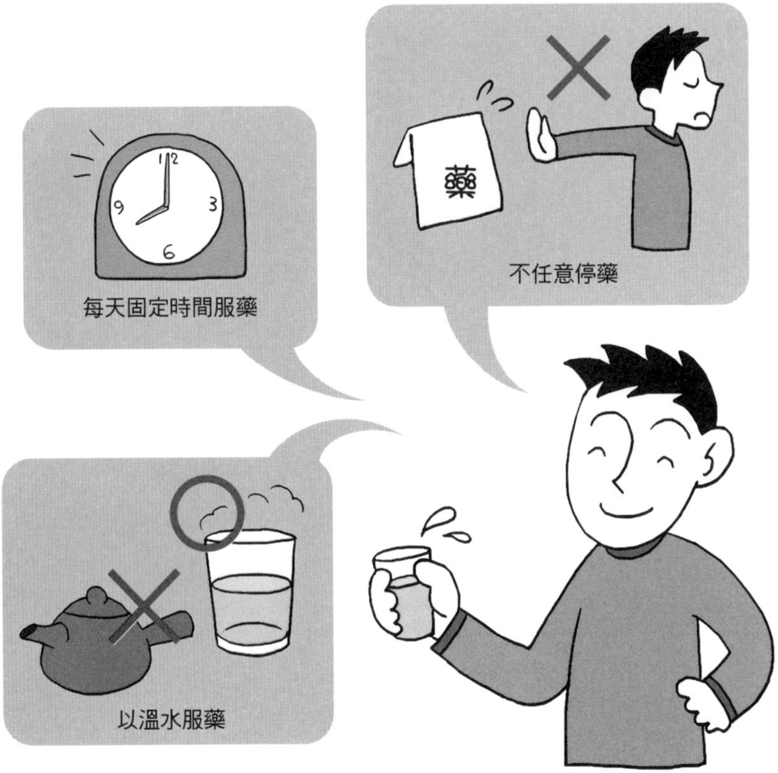

抑制交感神經作用的α阻斷劑與β阻斷劑

抑制交感神經運作以降低血壓的藥物有多種藥劑，效果各自不同，包括會對控制交感神經的腦部產生作用、可抑制由交感神經末端釋放出的神經傳導物質、能抑制交感神經控制的接受器功能等等。

其中，具有抑制接受器功能的交感神經抑制劑最常被使用。

最具代表性的抑制劑有：α阻斷劑——抑制主要分布在血管的α接受器，與β阻斷劑——抑制主要分布在心臟的β接受器。

對青年、中年人早晨高血壓極具效果的α阻斷劑

交感神經一受刺激，正腎上腺素就對血管平滑肌旁的α1接受器產生作用，使肌肉收縮。α阻斷劑則可抑制α1接受器的作用，擴張血管使血壓下降。

抑制交感神經對青、中年因活動旺盛引起高血壓的患者，或早晨醒來血壓會上升的早晨高血壓患者特別有效。

其他還具有對糖與脂質的代謝有好影響、改善前列腺肥大患者排尿困難的問題等優點。主要的副作用則有頭暈、起立暈眩、心悸等。

β阻斷劑對心肌梗塞、心臟衰竭的病後改善有效

目前尚不清楚為何服用β阻斷劑可以降低血壓，推測應該是由於心搏出量低下、腎素的產生與分泌低下、對中樞神經系統的作用等因素造成。

β阻斷劑種類很多，因種類不同效

小知識

更換就醫的醫療機構

高血壓的治療必須長期持續進行，選藥與服用量則需觀察患者身體狀況才能做決定。因此，在固定的醫療機構持續進行治療較為妥當。

但是若因搬家等因素必須更換醫療機構時，請與主治醫師商量，只要將以往病歷資料完整轉移，即可順利持續治療。

果與副作用也有差異。其中不含ISA（內因性交感神經刺激作用）的β阻斷劑，能改善心肌梗塞、心臟衰竭等病後的治療，或是杜絕缺血性心臟病患者的發病機會。

此外，β阻斷劑中還有含α阻斷作用的αβ阻斷劑。除了經常被使用於褐色細胞腫的治療之外，labetalol HCl（藥品名）已被證實對妊娠高血壓的治療較為安全。

β阻斷劑是降血壓藥中副作用最多的藥物。與其他藥物共通的副作用有引發支氣管氣喘、慢性閉塞性肺病惡化、緩脈、房室阻滯等心臟功能障礙等。此外，它對糖質代謝有不好的影響，糖尿病患者須特別注意。

交感神經抑制劑及其副作用

藥物種類	藥品名	商品名	副作用
α阻斷劑	prazosin HCl	Minipress	●頭暈 ●起立暈眩 ●心悸
	bunazosin HCl	Detantol, R	
	doxazosin Mesilate	Karudenarin	
β阻斷劑	carteolol HCl	Mikelan, LA	●緩脈 ●心臟衰竭惡化 ●引發支氣管氣喘 ●糖質代謝不良 ●末梢血管血流受阻 ●失眠
	pindolol	Carvisken	
	propranolol HCl	Inderal, LA	
	acebutolol HCl	Asetanoru Sectral	
	atenolol	Tenormin	
	metoprolol Tartrate	Lopresor Sectral	
	bistaxolol Fumarate	Maintate	
	nadolol	Nadic	
αβ阻斷劑	labetalol HCl	Trandate	●同時有αβ兩種阻斷劑的副作用
	arotinolol HCl	Almarl	
	carvedilol	Artist	

（注）商品名中，有「,」與英文字母的藥品，表示前述藥物名稱再加英文字母為其商品名。例如Detantol, R，表示有Detantol、Detantol R二種。

在特殊情況下使用的中樞性交感神經抑制劑

中樞性交感神經抑制劑對腦部的α2接受器會產生作用，抑制交感神經活動，控制末梢血管收縮以降低血壓。到目前為止，它都被使用於降血壓藥物治療效果不佳或治療抵抗性高血壓時的第二線或第三線用藥。

中樞性交感神經抑制劑的代表性藥品有 **guanabenz acetate**、**methyldopa**、**clonidine HCl** 等。但副作用多，症狀如嗜睡、口渴、頭暈、勃起不全等。因此目前使用率已大為減少。但是 **methyldopa** 較適合用來治療妊娠高血壓，因此仍常被使用。

因副作用而減少使用的末梢性交感神經抑制劑

末梢性交感神經抑制劑是作用於交感神經末端，抑制兒茶酚胺，降低交感神經活動以使血壓下降。雖然降低血壓的效果很好，但會產生鼻塞、憂鬱症、胃酸分泌過多導致胃潰瘍等副作用。代表性藥品為 **reserpine**（藥品名）。

對末梢血管直接作用的典型血管擴張藥

這是對血管平滑肌直接作用，使血管擴張而降低血壓的藥物。代表性藥品有 **hydralazine HCl**（藥品名）等，目前多使用於高血壓孕婦，與 **methyldopa** 或β阻斷劑併用。主要副作用有臉頰潮紅、心悸、頭痛等。

這些降血壓藥在鈣離子拮抗劑、ACE抑制劑等上市前，都是代表性的降壓藥，但因為副作用多已經較少使用。

小知識

惡化現象

高血壓的藥物治療是指以藥物維持控制血壓。但是一旦停止服藥的話，血壓就立刻就會回升，稱為「惡化現象」。容易引起狹心症、心肌梗塞、腦中風等病症，是很危險的狀態。

任意停用β阻斷劑、鈣離子拮抗劑等藥物，特別容易引起惡化現象。所以絕對不可以任意地停止服藥。

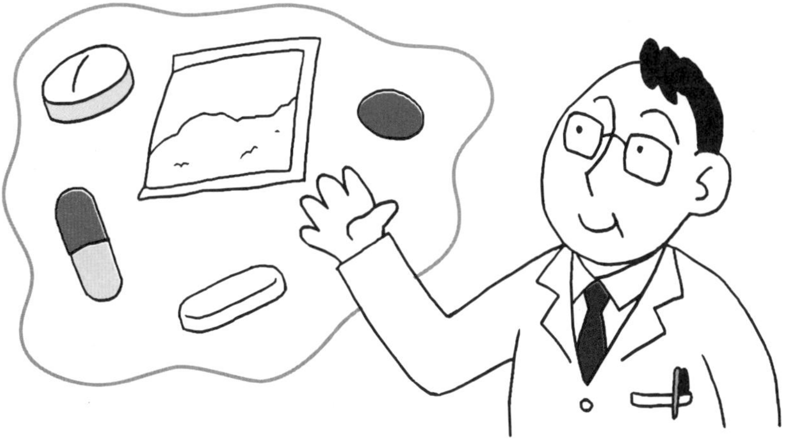

交感神經抑制劑、血管擴張藥及其副作用

藥物種類		藥品名	商品名	副作用
交感神經抑制劑	中樞性交感神經抑制劑	methyldopa	Aldomet	●嗜睡 ●頭暈 ●口渴 ●惡化現象
		clonidine HCl	Catapress	
		guanabenz Acetate	Wytens	
		guanfacine HCl	Estulic	
	末梢性交感神經抑制劑	reserpine	Apoplon	●憂鬱症 ●鼻塞 ●腹瀉 ●消化性潰瘍
血管擴張藥		hydralazine HCl	Apresoline	●淤血性心臟衰竭 ●顏面潮紅 ●全身性紅斑狼瘡 ●頭痛 ●心悸

老年人的降壓目標與注意事項

老年人尤其要注意讓血壓緩慢下降

年齡越大，個人老化的速度差異越大；即使年齡相同，動脈硬化的程度或腎臟等器官的機能也都不同。觀察有無高血壓以外的疾病與身體狀態，針對個人進行治療才是最重要的

治療重點在於選擇適當的降血壓藥物與定期接受健康檢查，隨著時間讓血壓慢慢下降。

通常開始服用降血壓藥物的時候，醫師會先用正常藥量的一半持續用藥一個月，仔細觀察血壓下降的情形與身體狀態，用幾個月的時間讓血壓慢慢下降到目標值。

當血壓急遽下降時，會對腦部、心臟、腎臟組織器官等產生不好的影響。有時會因此引起腦中風，須特別注意。

了解老年人血壓值下降基準

老年人按年齡分前期高齡者（六十五歲以上）、後期高齡者（七十五歲以上）、超高齡者（八十五歲以上）三階段，血壓控制標準如下：

小知識

老人最常見的高血壓特徵

變動幅度大是老年人的血壓特徵。此外，只有最高血壓值高的收縮期高血壓患者也增加了。而有時也會罹患夜間血壓居高不降的「夜間高血壓」。

若罹患夜間高血壓，一整天血管都要承受強大的壓力因而促發動脈硬化，心臟負擔大幅提升，腦中風的危險性也升高。像這種情形就必須選擇長效藥。

如何得知是否為夜間

●前期高齡者一四〇／九〇㎜Hg以下。

●後期高齡者但為輕度高血壓時則為一四〇／九〇㎜Hg以下。

●對罹患中度、重度高血壓患者來說，血壓以一四〇／九〇㎜Hg為最終目標，但需慎重降壓，並且先以一五〇／九〇㎜Hg為暫時降壓目標。

超高齡者的情況則沒有因降血壓藥而改善病況的證據，因此沒有一定的目標。但是因降血壓藥物治療可以減少腦中風等併發症，則是相當明確的。

超過八十歲者如果進行降血壓藥物治療，而血壓已經控制在一四〇／九〇㎜Hg以下，則建議持續服用降血壓藥。但是，也有人選擇等待新藥，且等待期間只採飲食療法與運動療法。

不管如何，老年人個別的體能健康狀況差異很大，需要依照年齡與身體狀況各自做適切的判斷。

高血壓患者，就要用每十五～三十分鐘或每小時自動測量血壓的專用血壓計，進行「二十四小時自由行動下血壓監測」。

老年人的高血壓治療計畫

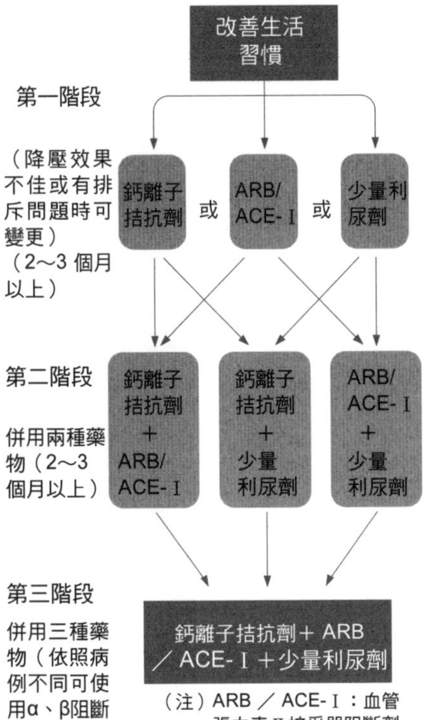

（注）ARB／ACE-Ⅰ：血管張力素Ⅱ接受器阻斷劑或 ACE 抑制劑

女性特有的高血壓

妊娠高血壓的降血壓藥物治療須知

以往當懷孕期間的高血壓症狀出現蛋白尿與浮腫時，便稱為「妊娠中毒症」。但自從二〇〇五年四月開始，已正式改稱為「妊娠高血壓」、「妊娠高血壓症侯群」。

妊娠高血壓並未明確訂定要從何時開始服用降血壓藥。一般都是極力建議不服藥，先嘗試非藥物治療幾個月再做評估。但是，多數人到了懷孕後期血壓就開始上升，所以有時只要血壓值到達一四〇／九〇mmHg以上，就開始進行降血壓藥物治療。

此時，最需要注意的是一定要選擇不會傷害胎兒的藥物。在日本被歸類為中樞性交感神經抑制劑的**methyldopa**、血管擴張藥**hydralazine**、αβ阻斷劑**labetalol**等藥品被公認安全性較高，目前使用十分普遍。另外，鈣離子拮抗劑的效用近來逐漸被認同，歐美各國也已開放使用了。

而ARB與ACE抑制劑則屬於孕婦不可使用的降血壓藥物。

小知識

青年高血壓演變成成人高血壓的比率高

根據一項追蹤調查，正常血壓與高血壓兩組中學生，在二十年後罹患高血壓的比率，結果為正常組五．五％，高血壓組二〇．九％。

同樣調查十七年後的大學生，結果顯示正常血壓群有九．二％、高血壓群四四．五％。

可知年輕時雖然病況輕，置之不理便很容易變成成人高血壓。

荷爾蒙劑和與更年期相關的降血壓藥物治療

口服避孕藥或治療更年期障礙時使用的雌激素，以前常因大量使用而出現血壓上升、栓塞症等副作用。但是近年來則是以低劑量使用，對血壓幾乎沒有什麼影響。

此外，更年期的精神狀況比較不穩定，血壓值容易上下變動，常常很難進行降血壓藥物治療。而這是屬於女性特有的高血壓，臨床資料還不夠豐富，是今後需檢討的課題。

從兒童到高中生的降血壓藥物治療

有資料指出，小學高年級到國中生有〇・一～一％，高中生約有三％被發現患有高血壓。

這個年紀的病例大多為輕度高血壓，建議以飲食療法、運動療法等生活習慣改善作為治療重點。

但是三到六個月後，若血壓仍然高居不下或發現有併發症時，就必須進行降壓藥治療。

降壓藥的選擇以鈣離子拮抗劑與ACE抑制劑為主，與成人相同。

妊娠高血壓治療用降壓藥

藥劑	給藥量（1日）		轉移給	分泌乳汁	副作用	
					母體	胎兒
1. 交感神經抑制藥						
methyldopa	500～2,000mg	3～4次	100％	幾乎沒有	憂鬱症、起立性低血壓	低血壓
clonidine HCl	150～900μg	2～3次	不明	不明	憂鬱症、口渴	不明
2. β阻斷劑						
propranolol HCl	40～120mg	2～3次	25％	40～60％	容易疲勞	緩脈
metoprolol	40～120mg	2～3次	100％	300％	容易疲勞	緩脈
atenolol	50～100mg	1次	100％	幾乎沒有	容易疲勞	緩脈
pindolol	5～15mg	2～3次	不明	不明	容易疲勞	緩脈
3. αβ阻斷劑						
labetalol HCl	150～450mg	3～4次	50％	100％	腳步不穩、肌肉痛	不明
4. 血管擴張藥						
hydralazine HCl	30～200mg	3～4次	100％	幾乎沒有	心悸、頻脈	血小板減少

禁用 ACE 抑制劑與 ARB。
＊母體血中濃度以 100％計算。 （日本高血壓學會《高血壓治療指導方針 2004》資料提供）

發生併發症時的降血壓藥物治療要點

併發腦血管障礙時

併發腦血管障礙時，必須慎重使用降血壓藥，加上嚴格管理血壓，防止病情惡化與復發。

但原則上腦中風病發後一兩個星期內，除非血壓超過二二〇／一二〇mmHg，否則不採取降血壓藥物治療。以一個月後降至一五〇／九五mmHg以下為目標，花二、三個月降低血壓。

降血壓藥選擇ACE抑制劑與少量利尿劑併用、鈣離子拮抗劑、ARB等。

併發心臟病時

患者併發狹心症時，可以合併使用鈣離子拮抗劑，與不含內因性交感神經刺激作用的β阻斷劑藥物，並且以降低至一四〇／九〇mmHg以下的血壓值作為治療的目標。

併發心肌梗塞後，降血壓藥物治療適合選用β阻斷劑、ACE抑制劑、ARB、鉀保持性利尿劑。由專科醫生進行多方面治療與患者本身的生活改善，則是重大的課題。

小知識

難治性高血壓

進行生活改善，並且持續服用含利尿劑三種以上的降血壓藥，血壓值仍然居高不下時，稱為「難治性高血壓」或「治療抵抗性高血壓」。

其可能原因包括藥物服用方式錯誤、處方藥物不適當、應該屬於次發性高血壓等。這些都必須再度檢討並向醫師諮詢。

若為心臟衰竭時，治療就不以降低血壓為目的，而是要考慮病況的改善。一般使用ACE抑制劑或併用ARB、β阻斷劑和利尿劑。心室肥大時就要持續降壓，這時適用ACE抑制劑、ARB、長效型鈣離子拮抗劑等。

併發腎功能障礙時

伴隨著慢性腎臟病的高血壓，引起心血管疾病的比例會升高，早期發現是重點。治療時最重要的除了控制鹽分與蛋白質的攝取，還要避免激烈運動與過勞，徹底改善生活的習慣。

再將降壓目標設定在一三〇／八〇mmHg以下，同時進行降血壓藥物治療，落實血壓管理。ACE抑制劑、ARB可減少蛋白尿，保護腎臟。

對於患有併發症之老年高血壓患者降血壓藥的選擇

併發症	鈣離子拮抗劑（Dihydropyridine 系）	ARB/ACE 抑制劑	利尿劑	β阻斷劑	α阻斷劑
慢性腦血管障礙	○	○	○*1		
缺血性心臟疾病	○	○		○*2	
心臟衰竭		○	○	△*3	△
腎功能障礙	○	○*4	○*5		
糖尿病	○	○	△	△	△*6
高血脂症	○	○	△	△	○
痛風	○	○	×		
慢性閉塞性肺病				×	
閉塞性動脈硬化症	○	○	△	×	
骨質疏鬆症			○*7		
前列腺肥大					○

○：積極用藥　空格：可使用　△：使用時須注意　×：禁用
*1：注意脫水症狀。
*2：冠攣縮性狹心症禁止使用。
*3：由少量開始，觀察臨床過程謹慎使用。
*4：肌酸酐濃度 2mg/dl 以上時須慎重用藥
*5：只適用環利尿劑。
*6：須注意起立性低血壓症狀。
*7：Thiazide 系利尿劑

併發糖尿病時

糖尿病患者罹患高血壓的比例大約是非糖尿病患的二倍。此外，高血壓患者併發糖尿病的機率則為二到三倍。實際上，高血壓與糖尿病併發的病例確實非常多。

針對併發糖尿病時的降血壓藥物治療，有以下建議：血壓值為一三○／八○mmHg以上時，在進行減重、運動療法等生活習慣改善治療三到六個月仍然不見效果的時候，就要開始降血壓藥物治療。血壓值一四○／九○mmHg以上時，在改善生活習慣的同時，就要開始降血壓藥物治療，降壓目標設定在一三○／八○mmHg以下。

選擇降血壓藥時，必須考慮到不影響糖或脂質的代謝，以及併發症的預防效果。建議初次用藥時，使用ＡＣＥ抑制劑、ＡＲＢ、長效型dihydropyridine系鈣離子拮抗劑等。

併發高血脂症時

高血壓併發高血脂症時，動脈硬化的風險增加，因此必須確實對這兩種疾病進行嚴格監控。

首先，徹底改善生活習慣，控制蛋黃、牛肉罐頭等膽固醇含量偏高食物的攝取量，之後若仍不見效果時，就要進行降血壓藥物治療。

進行降血壓藥物治療時，最好選擇ＡＣＥ抑制劑、鈣離子拮抗劑、ＡＲＢ等，這些都是不會影響或者可以改善脂質代謝的藥物。

小知識

低血糖

這是指血液中葡萄糖成分異常少量的狀態。常發生於因糖尿病注射胰島素的患者身上。葡萄糖含量極為不足時，有時會發生突然喪失意識的情形。因此需注射胰島素的糖尿病患者，在體內呈現低血糖時，必須立即吃糖果補充糖分。

併發其他疾病時

若有肥胖情形需確實進行飲食療法與運動療法來減重時，選擇降血壓藥則建議使用ARB、ACE抑制劑、α阻斷劑等。

併發支氣管氣喘、慢性閉塞性肺病時，可使用ARB或dihydropyridine系鈣離子拮抗劑。併發痛風、高尿酸血症則可使用鈣離子拮抗劑、ACE抑制劑、α阻斷劑，都不會影響到尿酸值。

此外，併發肝臟疾病時須定期接受肝功能檢查，若懷疑為藥物造成肝功能障礙則須中斷使用，觀察其經過。ACE抑制劑（captopril，lisinopril）、β阻斷劑（atenolol，nadolol）等被歸類為腎排泄型降血壓藥。

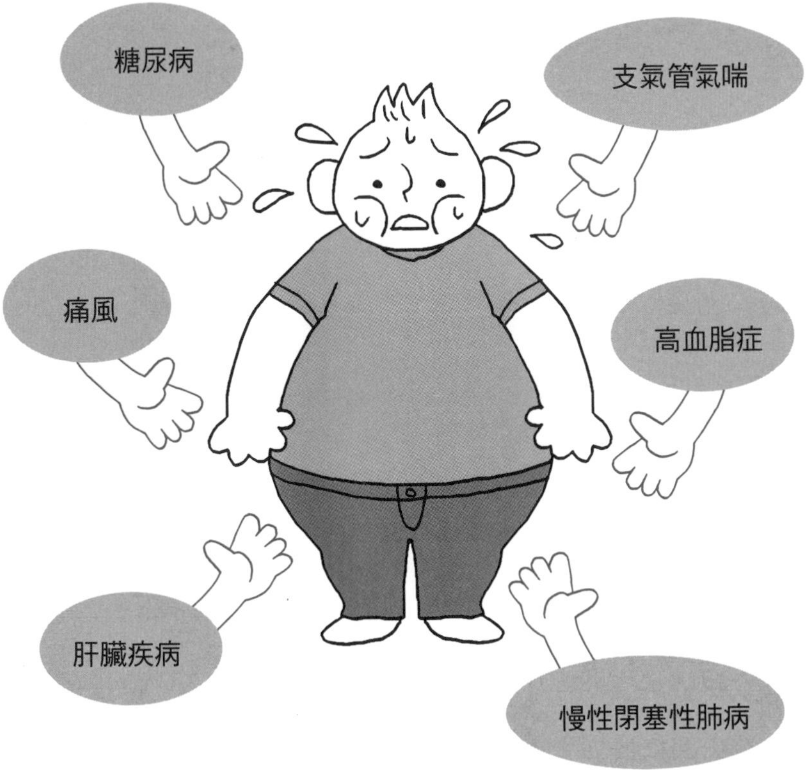
糖尿病
支氣管氣喘
痛風
高血脂症
肝臟疾病
慢性閉塞性肺病

降血壓藥物治療Q&A

Q 被診斷患有高血壓，一定要進行藥物治療嗎？

A 若為輕度，有時只要採取非藥物療法即可。

高血壓患者會按照初診時的血壓值、有無器官障礙或併發症等資料，區分為「低危險群」、「中危險群」、「高危險群」（參見第九三頁）。高血壓的高危險群患者在進行生活習慣改善的同時，亦須立即進行高血壓治療（參見第一八五頁）。

低、中危險群的高血壓患者則是先進行飲食療法、運動療法等生活習慣的改善。若低危險群患者在三個月後、中危險群患者在一個月後血壓還是保持在一四〇／九〇㎜Hg以上時，才開始進行降血壓藥物治療。

順道一提，現在高血壓所訂基準比以往都還要嚴格，從這點可以看得出，利用降血壓藥保持低血壓值這件事的重要性已經受到醫學界的認同。

儘管如此，在屬於低、中危險群的高血壓患者中，光是確實進行減鹽等飲食療法，與走路等運動療法，血壓就成功下降的病例非常多。因此，也不是非得要靠降血壓藥不可。當務之急，應該是要先確實進行非藥物療法。

Q 進行降血壓藥物治療有哪些注意事項？

A 確實掌握降血壓藥的特性，並按醫囑服用。

有關自己的血壓與身體狀態，處方藥的特性、副作用等，確實聽取主治醫師的說明。由於高血壓治療是要長期進行的，因此自己充分掌握好降低血壓的意義、服用的是哪些藥物等資訊，就是非常重要的事。

降血壓藥物治療並不是要消滅導致高血壓的根本病因，其目的在於利用藥物降低血壓，停止對血管的傷害、減低引起併發症的風險。若有時吃有時不吃，不按時服用處方，血壓就會上下變動，造成波動性高血壓，反而會陷入比不吃藥還糟糕的情形。所以降血壓藥必須依照醫師指示確實服用。

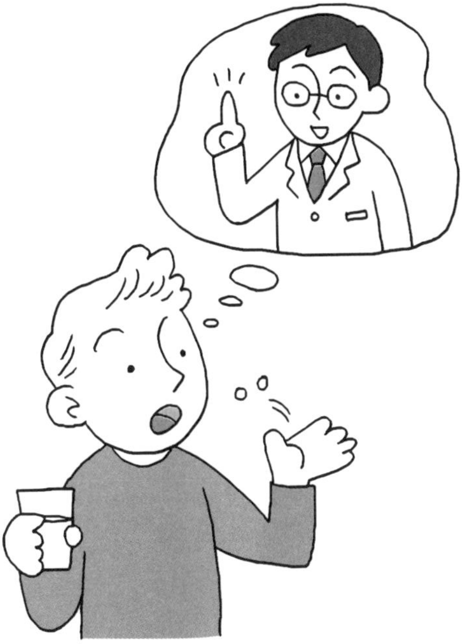

Q 開始降血壓藥物治療後，就必須終生服藥嗎？

A 有些病例因徹底改善生活習慣而得以停藥。

如前文所述，降血壓藥並不是用來根治高血壓的藥物，而是為了穩定低血壓值，通常必須終生持續服藥。

儘管如此，若高血壓的致病原因為過度攝取鹽分、嚴重肥胖、生活壓力過大等，只要改善、消除這些因素，即可充分控制血壓。以前也有患者一退休離職，血壓就下降保持穩定。這應該就是從工作壓力中解放出來的緣故吧！有人就因為這樣，停止服用降血壓藥。

相反地，也有人因為服用降血壓藥，對於改善生活習慣就怠惰了。這可是大錯特錯的行為。為了將血壓穩定維持在低數值，降血壓藥物治療與非藥物治療是缺一不可的。千萬記住，生活習慣的改善是必須終生持續的。

Q 健康檢查診斷出患有高血壓時，一定要治療嗎？

A 預防腦中風、心肌梗塞、心臟衰竭，血壓管理很重要。

日本人的血壓患者在一九六五年達到了高峰，到一九九〇年為止已大幅降低。有資料顯示，腦中風的死亡率也因此大大降低。

高血壓的問題點不在於血壓高，而是牽涉到會併發致死率極高的腦中風、心肌梗塞、心臟衰竭等疾病。尤其是腦中風受到高血壓影響最為顯著。據估計，收縮期（最高）血壓只要降低二mmHg，腦中風的死亡率就可降低六％。

儘管如此，因為高血壓不容易早期發現，確實有很多人即使在健康檢查時被診斷患有高血壓，也沒有接受治療，尤其是較年輕的患者約有八到九成的人沒有接受治療。

日本人對鹽分的攝取量，在全世界排名算是名列前茅，光是改善這一點，對於降低血壓就有很大的意義。如果被診斷患有高血壓，至少一定要改善這項生活習慣。

依高血壓嚴重的程度不同，有時有必要立即進行降血壓藥物治療。被診斷出患有高血壓時，一定要就診，接受正確的治療。

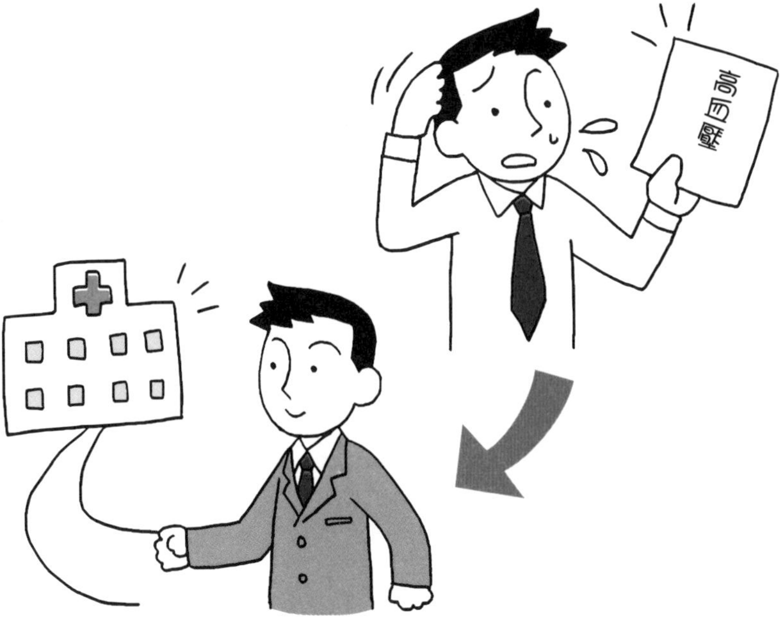

Q 為什麼醫師開的處方箋上有兩種藥物？

A 這是為了緩和副作用，提高療效。

就像血壓上升的原因有很多，降血壓藥也因作用不同而有各種種類（參見第一八六頁）。醫師會依照患者的年齡、血壓上升原因、有無併發症、身體狀況等選擇最具效果的藥物。

此外，依藥物種類不同，副作用也不同。一種藥的效果不佳時，若加重相同藥物的藥量，可能會提高副作用。因此，第二次給藥時會增加少量其他藥物，以期在不強化副作用下提高療效。如果兩種藥併用還是不足，有時會增加第三種藥。

為了使藥效發揮到最大，應避免選擇會產生相同副作用、減弱效果的藥物。經常併用的藥劑清單請參考第一八七頁左下方的表格。

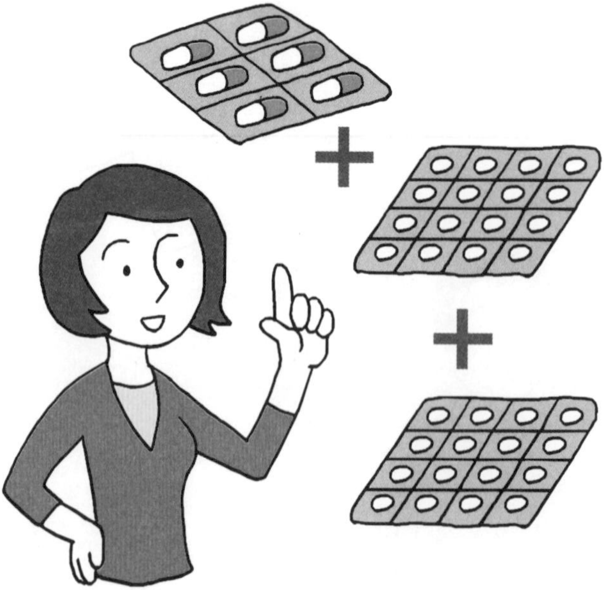

Q 吃了藥血壓還是降不下來時，要聯絡醫師嗎？

A 發生副作用時，必須馬上詢問醫師。

有時候，變更或追加藥物之後卻沒有得到理想的降壓效果，這時就會開始煩惱是要繼續服藥到下一次就診，還是要馬上詢問醫師。

有些藥物若沒有連續服用二個星期以上，是看不出效果的。另外，是否依照醫囑的藥量與次數確實服藥，也會影響療效。

甚至，是否同時服用會抵消降血壓藥作用的其他藥物等都可能有關。在與醫師聯絡前，請先自我檢查服藥方法是不是有問題。

若再加上頭痛、頭暈等副作用強烈時，就要馬上連絡醫師。若沒有發生副作用的話，可持續服藥沒有問題。通常都是排定兩週或一個月就診一次，因此若沒有產生副作用，就不需要提前慌慌張張地到診所或醫院去看診。

此外，乍看之下覺得好像沒有效果，但其實是有微妙的影響的。千萬不可因為血壓沒有如預期下降，就自行判斷停止服藥或增加藥量。

如果還是很在意療效不彰的話，最好先跟主治醫師商量，再由醫師決定接下來的治療方式。

Q 若血壓已下降並維持穩定時，可以停止服藥嗎？

A 除非醫師同意，否則不可自行停止服藥。

一般而言，血壓有冬天上升夏天下降的傾向。一進入夏天，血壓多可以穩定維持在低水準，這個時期常會有病人問到這個問題。

遇到這種情況，有時在醫師同意下，可以暫時減少或停止服藥。

但是，不只要考慮血壓狀況，按照有無併發症、使用的藥物不同，就會有不同的反應，因此需要借助醫師的判斷。

有時會發生乍看之下以為血壓很穩定，一旦停止服藥，血壓卻馬上上升的情形（反效果）。持續服藥的人突然停藥的話，有時症狀會比沒有接受治療的人還嚴重。

不管如何，不可自行判斷停止服藥，必須與主治醫師商量，聽從醫師的指示。

Q 懷孕期間也可以服用降血壓藥嗎？

A 服用降血壓藥時必須十分謹慎。

懷孕期間或有可能懷孕的高血壓患者，治療時以非藥物療法為先，並採取以鹽分限制為主的飲食療法、控制體重、保持平靜等。但是，若演變為重度高血壓，懷孕期間的健康狀況會變得很棘手，這時就需要採取降血壓藥物治療。

一般來說，收縮期（最高）血壓一四〇mmHg或舒張期（最低）血壓九〇mmHg以上時，就要開始進行降血壓藥物治療。

此時需考慮到對胎兒是否有不好的影響，慎重服用降血壓藥。尤其最近的高血壓治療中常用的ARB、ACE抑制劑，孕婦患者是禁止使用的。

適合服用的藥物包括中樞性交感神經抑制劑**methyldopa**與血管擴張藥**hydralazine HCl**等。雖為一般較少使用的藥物，但已被證實不會危害到胎兒的健康，所以常被用來治療懷孕的高血壓患者。

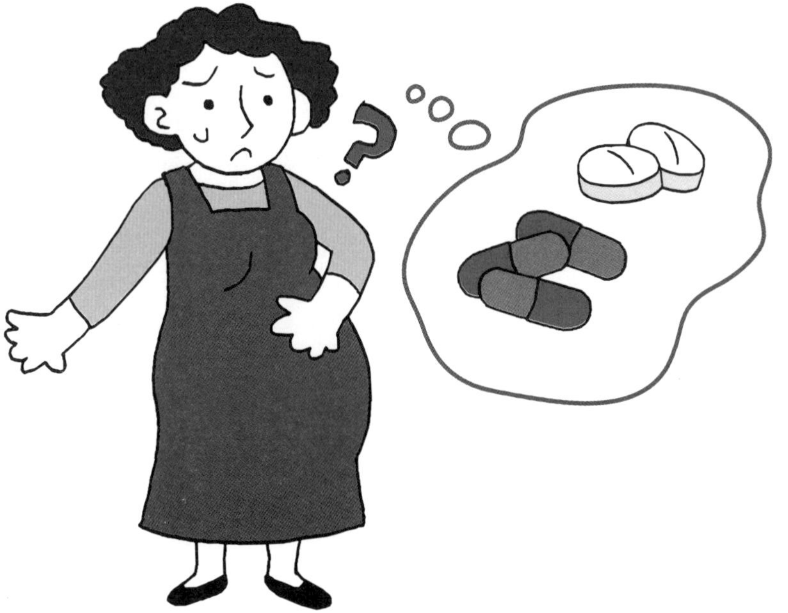

Q 忘記吃降血壓藥怎麼辦？

A 如果是每天服用一次的藥，請在想起來時服用就好。

有時即使特別小心，還是會忘記服藥。降血壓藥在固定時間服用最能發揮效果，但即使無法準時服藥，有吃總比沒吃好。

但有時也要視何時記起吃藥，再決定要不要補吃。藥物依種類不同，有一天一次，也有一天二次的，依此解決的方法也會不同。

首先一天吃一次的藥，請在想起來時服用。例如，早上忘記要吃藥，到了傍晚發現後服用，隔天早上還是跟平常一樣服藥。

如果是早晚二次服用的話，早上要吃的藥到中午才想起來，那就在想到時服用，晚上要吃的藥則照常服用。但如果發現時已經是傍晚時分了，白天該吃的藥也要在那個時候服用，但當天晚上的藥則不必再吃。

儘管忘記吃藥，若一次吃下二份降壓藥可是會造成血壓過低，所以是嚴格禁止的。若是一天一次的藥間隔十二小時以上，一天二次的藥間隔六小時以上，最好確實按時服藥。

Q 除了降血壓藥物治療外，有沒有其他治療方法？

A 原發性高血壓只有用改善生活習慣與降血壓藥物治療。

高血壓的類型包括因為其他疾病造成血壓上升的次發性高血壓，與遺傳因素和生活習慣多重因素引起的原發性高血壓。

對於次發性高血壓患者，只要治療造成高血壓的疾病，即可使血壓恢復正常。

而原發性高血壓治療沒有類似外科手術這種醫療方法，主要的治療方法只有改善生活習慣與服用降血壓藥進行治療。

有些患者會說：「藥物對身體不好，希望能避免採取降血壓藥物治療。」當然，藥物或多或少都會有副作用，但若是輕忽重度高血壓，多數人都會引發心血管疾病等重症。

藥物的副作用風險與演變成致命疾病的風險相較之下，降血壓藥物治療還是必要的。最近降血壓藥的副作用也減少了，中危險群以上的人（參見第九三頁）還是建議要採取降壓血藥物治療。

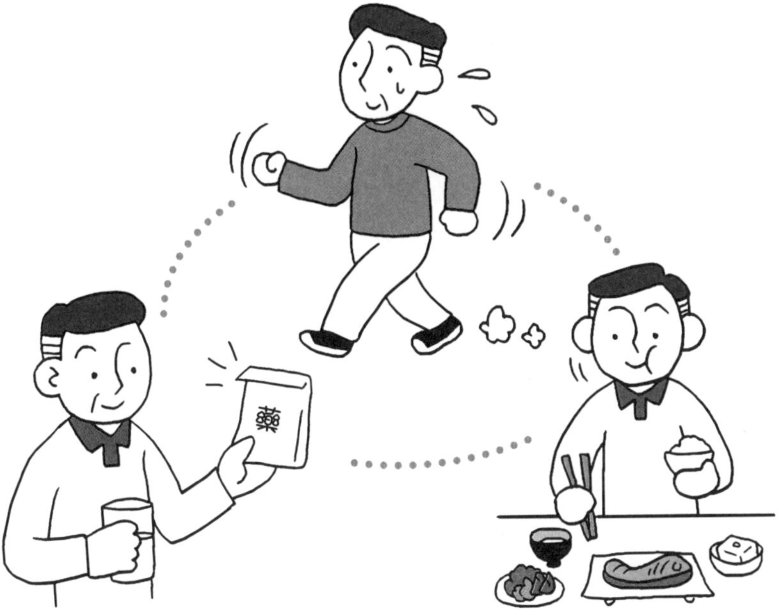

Q 可以服用中藥降低血壓嗎？

A 雖然效果較緩慢，但有些藥真的有降低血壓效果。

中藥有利尿作用，有些還有些微的降低血壓效果，但是效果非常緩慢。

具代表性的有大柴胡湯、黃連解毒湯、七物降下湯等，按照中醫的特殊診療方式，會根據個人體質與症狀來開立處方。

此外，一般人都認為中藥沒有副作用，但其中也有副作用很強的藥物。

中藥也是藥，若要服用必須遵照中醫師指導服用。尤其是結合西藥服用時，應該要請經驗非常豐富的醫師開立處方。而事實上，與中藥併用有什麼功效或副作用，目前幾乎都不是很明確。

尤其是從國外購買的中藥有些效力很強，與降血壓藥產生加乘效果，反而容易使血壓急遽下降。

不管如何，如果要服用中藥的話，一定要跟現在諮詢的醫師商量後，再決定如何進行治療。

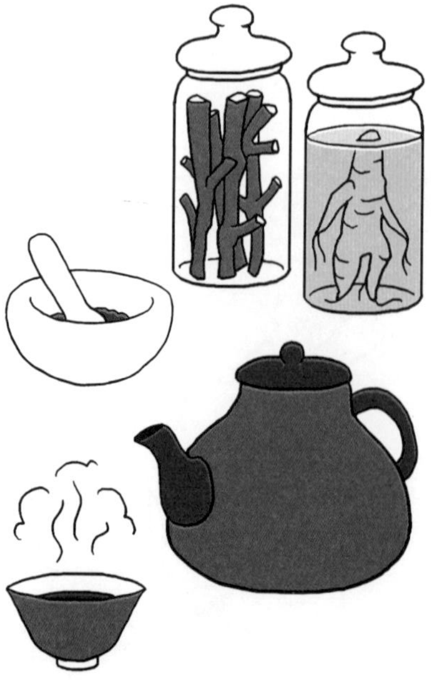

Q 為什麼處方箋開有鎮定劑？

A 若導致血壓上升的原因是壓力，醫師有時會選用此藥劑。

鎮定劑沒有直接的降壓效果。但當強大壓力是導致血壓上升的原因時，有時醫師會加入此藥劑，因為強烈的緊張與不安都會造成血壓上升。

這種情形最常被列入處方的是抗不安藥。用來緩和交感神經的運作，解除焦躁不安或失眠等症狀，能幫助穩定血壓。

Q 副作用一定要忍耐嗎？

A 不論出現什麼症狀，都要跟主治醫師商量。

不只是降血壓藥，只要是藥物，或多或少都會對人體產生副作用。

降血壓藥依種類不同，引發的副作用症狀也各不相同。不管是輕微的症狀或很不舒服的情形，都要馬上跟主治醫師商量。

應該請醫師做適當的處理，例如減少藥量或更改藥劑等。

各種藥物主要的副作用，請參見第一八八至一九七頁的內容說明。

此外，有時會弄不清楚是否為藥物的副作用。如果是服藥前沒有的症狀，都要先懷疑為副作用所引起，所以一定要讓醫師知道。

Q 所有降血壓藥有共通的副作用嗎？

A 共通副作用為因血壓下降引起的頭暈或疲倦。

每種降血壓藥都有個別的副作用，但是頭暈與疲倦等則是共通的症狀。有時是因為藥物的作用引起，有時則是因為血壓降低所引起。

這是因為到目前為止一直處在高數值的血壓突然急遽下降，引起暫時性腦貧血的狀態。這種症狀通常經過一段時間就可以恢復，若症狀很嚴重時，必須與主治醫師商量。

為了避免前述暫時性腦貧血的情況發生，除了緊急的高度高血壓外，治療仍以讓患者的血壓慢慢下降為原則。

特別是老年人若感覺到頭暈或疲憊，就要特別注意。這是因為有時因腦部動脈血管硬化變狹窄，血壓會急遽下降，導致流到腦部的血液量減少，結果很容易引起腦梗塞。

老年人的降壓目標都設定得比較高，就是考慮到前述狀況。不論如何，年紀越大身體狀況的個人差異就越大，治療時必須配合每個人的狀態，慎重進行降血壓藥物治療。

Q 若長期服用降血壓藥，會不會產生抗藥性？

A 有時會發生身體想消除這個作用，使得藥效減弱。

持續服藥一段時間之後，人類的身體本身就具有一種機能，會自動與這種變化對抗，想消除這個作用。雖說是「長期」，但這種對抗作用通常在服藥一到二個月的時候就會發生。

例如，服用利尿劑時尿液中的鹽分與水分會比平常多。於是，身體察覺到這種異常狀態，交感神經就會動作，想要補充失去的水分，於是導致血壓上升。

如此一來，就會發生剛開始服用利尿劑時血壓確實降低了，但過了一段時間血壓就再度升高。但是堅持繼續服用的話，血壓又會開始降低。

除了輕度高血壓以外，現在大多數患者都是接受併用兩種以上藥物的治療。而將不同功效的藥物組合起來的用藥方式，則是可以避免身體對長期服用相同藥物所產生的對抗作用。

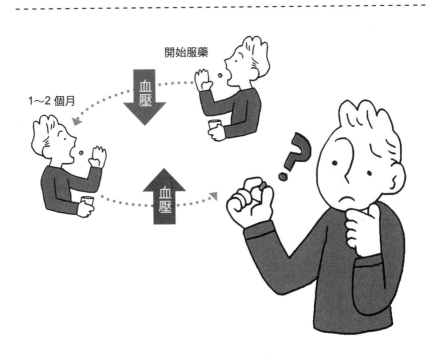

十五劃

十六劃

十七劃

十八劃

十九劃

二十劃（含）以上

其他

十一劃

十二劃

十三劃

十四劃

七劃

八劃

九劃

十劃

索引

二劃

三劃

四劃

五劃

六劃

國家圖書館出版品預行編目資料

高血壓／平田恭信監修；楊惠茹譯. -- 初版.
-- 臺北縣新店市：世茂，2006 [民 95]
面； 公分
含索引
ISBN 978-957-776-808-7（平裝）

1. 高血壓

415.332 95021256

本書中所提供的資訊與方法並非要取代正統的醫療程序，因個人體質、年齡、性別、特殊病史等各異，若您有任何身體上的不適，我們建議您應優先請教專業的醫護人員。

生活保建室 C32

高血壓

監　　修／平田恭信
譯　　者／楊惠茹
責任編輯／紀淑玲
特約編輯／盧文玲
封面設計／莊士展
出 版 者／世茂出版有限公司
地　　址／（231）台北縣新店市民生路 19 號 5 樓
電　　話／(02) 2218-3277
傳　　真／(02) 2218-3239（訂書專線）・(02) 2218-7539
劃　　撥／19911841
單次郵購總金額未滿 500 元（含），請加 50 元掛號費
世茂酷書網書店／www.coolbooks.com.tw
製　　版／辰皓國際出版製作有限公司
印　　刷／長紅彩色印刷公司

初版一刷／2006 年 12 月
三刷／2010 年 4 月

ISBN-13：978-957-776-808-7
ISBN-10：957-776-808-3

定價／280 元

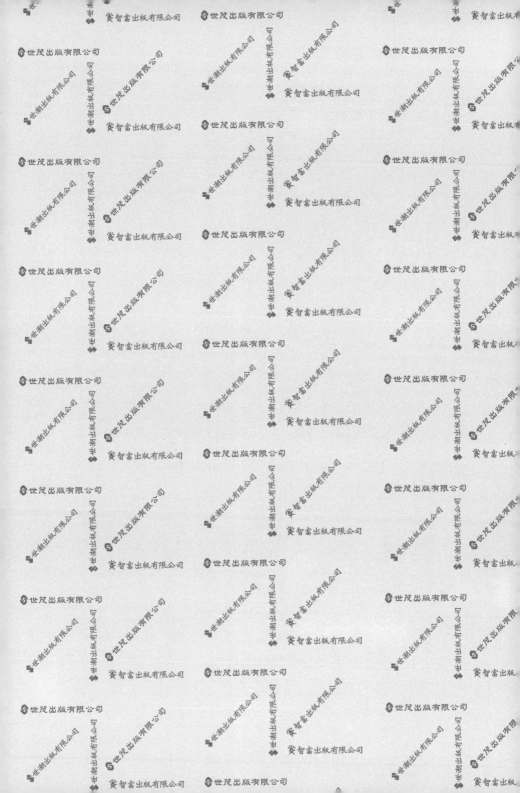